Les
Psychothérapies

Bernard Granger

Valérie Jalfre

Les Psychothérapies

心理治疗

[法]贝尔纳·格朗热
[法]瓦莱里·雅勒弗尔　著

钟震宇 译

中央编译出版社
CCTP　Central Compilation & Translation Press

俗见根深蒂固，它们源于民众常识，在岁月流转中，将约定俗成的见解用嘲讽性的句子表达出来。不管它们的起源如何，它们广泛传播一种群体的"现成思维"，使人很难不受影响。

　　我们出版这套"俗见新解译丛"并不是要重修一部当代的《俗见大观》，也不是执拗地反对一切口头禅和传闻，而是想以此为出发点去理解俗见存在的理由，阐释隐藏在教条表达形式背后的真理部分，通过拉开适当距离就每个议题细致地分析我们当前的认知见解。

目录

引言

心理治疗师的不同类型

各种心理治疗方法概览

1

各种心理治疗方法的费用与效率

引言

"心理治疗是富人和学究的事"

你不一定有能力让自己富有，
但是你一定有能力让自己幸福。

——爱比克泰德 （Epictète）

（公元 50 年—125 或 130 年）

　　即将"进行"、"接受"甚至"承受"（引号内都是
我们的患者所用的字眼）心理治疗的患者都会主观地认
为：心理治疗意味着每周在同一天、同一时刻去看他的
心理治疗师；患者身处令人思维沉静、促人敞开心扉的
房间中，躺在长沙发上；心理治疗师不在他面前，所以
他看不到他；患者要把头脑中闪现的内容和盘托出，包
括最为私密的隐私；有时，心理治疗师会打破近乎麻木
的缄默做出些许画龙点睛的解读；患者会不可避免地爱

上他的心理治疗师；在治疗过程中，患者注定要经历某些艰难时刻，所以每次治疗会面后他都会感到非常难受，但是，这是病情改善必不可少的阵痛；在每次心理治疗会面结束时，心理治疗师会说"今天我们就到这儿吧"，然后患者要不声不响地把为数不菲的诊疗费以现金形式放在医生的办公桌上。然而，一切这些都是患者对心理治疗的成见！

去求助于心理治疗师的人们都处于某种被动或弱势地位。由于关于各种心理治疗疗法的信息并不易获得，所以有必要让接受心理治疗的患者们对心理治疗有个全面的了解。患者应该了解给他进行治疗的是谁，他采用何种治疗方法，曾经接受过何种培训，心理治疗的时长和费用，治疗后可达到何种效果，何种心理治疗方法最适合自己以及哪位心理治疗师最适合自己。

心理治疗可以通过很多业已广泛使用的治疗方法进行：目前，大约有300万法国人正在接受或曾经接受过心理治疗，他们占法国成年人口的5%。如果一个法国人问他的朋友："你被治疗了吗"或"你去看某人了吗?"，对方马上就会明白他的言下之意。

而法国目前拥有 8000 到 12000 名心理治疗师，由于法国尚无任何法律文件正式界定心理治疗师的身份，所以其教育背景和职业身份千差万别。

笔者接诊的患者中很少有"从未"接受过心理治疗的。但是，在与他们的交谈中我们惊讶地发现，这些患者都难以明确说出自己接受过或没有接受过何种心理治疗方法的治疗。

市面上已有众多关于心理治疗的书籍。它们一般都着重介绍某种心理治疗方法或某个心理治疗流派，而且每本书都倾向于突出其作者所属心理治疗流派的作用。我们在此书中力求避免任何争论，而是尽可能强调各种心理治疗方式之间的共同点。

正如亨利·F. 艾伦伯格（Henri F. Ellenberger）在其《无意识的发现史》 （*Histoire de la découverte de l'inconscient*，1994 年）中所述："将心理动力用于治疗的做法古已有之，因此，现代心理动力疗法源远流长。"19 世纪末，心理治疗在西方社会逐渐发展起来，最先占据主导地位的是各种催眠疗法，精神分析法则后来居上。同时，以对话和说服为基础的多种不甚知名的心理治疗方法也应运而生。当时先后出现过的上百种心理治疗方法中有些几近招摇撞骗。由于心理治疗方法多种多样，笔者在本书中力争将其错综复杂的理论依据和实践做法加以梳理介绍给读者。

给"心理治疗"下定义并非易事。瑞士心理治疗专家尼古拉·迪吕兹（Nicolas Duruz）给心理治疗的定义为："心理治疗是由经过专门培训的心理治疗师用特定的心理学方法治疗精神障碍的科学性活动。"《法语宝典》（*Le Trésor de la langue française*）将"心理治疗"一词释义为"用心理技术，特别是通过言语，对精神疾病、人格障碍和行为障碍进行治疗的方法"。而里昂精神病学家让·居约塔（Jean Guyotat）则认为心理治疗是"所有为治疗目的而实施的心理学方法的集合"。实际上，任何心理治疗方法都由三个要素组成：建立治疗关系，即患者与其心理治疗师建立关系；心理治疗的范围；内容相对明确的合同，即心理治疗师和患者之间根据心理治疗基础所订立的合同。

若干类别的关系并不符合上述标准，因此就不是心理治疗关系。比如从家人、朋友、同事那里获得的心理援助就不是严格意义上的心理治疗，因为它既没有确定范围，也没有合同。医生与患者之间的关系也不是心理治疗，尽管其中会涉及到最基本的心理因素。另外，本书涉及的各种成型心理治疗方法与支持治疗、心理教育、人格发展、压力管理、心理辅导（coaching）、心理咨询和心理调解等其他形式的心理援助是不同的。

尽管各种形式的心理治疗方法具有共同点，但是每位心理治疗师和他的每位患者之间建立起来的关系都是独特的，都包含着十分个性化的因素，这些因素是私密的，有时甚至是不可名状的，这就是心理治疗具有独特力量的原因。

这些都不是心理治疗

本意的心理治疗旨在为处于挥之不去且反复出现的苦恼中的患者治疗某种疾病或改变其业已习惯的行为方式。但是：

支持治疗指的是使患者能够正确面对某种暂时困难或无法自我克服的人生变故的各种策略。

心理教育的对象是精神疾病患者或其家人。心理教育可提供关于精神障碍的信息，给出实用的建议，以便患者及其家人能够更好地应对精神疾病。心理教育是围绕疾病展开的。

人格发展的对象不一定有心理问题，其目

的是开发当事人的个人潜能，以提高其能力、自主性、创造力、自信心，或者更综合地说，人格发展是为了改善当事人看待世界和看待别人的方式。

压力管理可帮助患者正确面对各种艰难的或令人焦虑的情景。

心理辅导（coaching）是最近出现的一种专业性辅导。以前，它的对象只是精英人士、企业高管和政治家，后来在企业界逐渐平民化和普及化。它与人格发展有相似之处，同样经常借助与心理治疗非常接近的理论和实践。

夫妻或家庭心理咨询用提问、启发思考等方式给存在人际关系障碍的当事人以适当指导。

心理调解是求助与双方均无利益纠葛的第三者作为调解人主导解决冲突的过程。

上述种种心理援助有时走偏从而会引起人们深刻的质疑，甚至有时会向某种不正规的心理治疗形式演变。

心理治疗师的不同类型

**"找到一位优秀的心理治疗师
犹如作战历程之艰难"**

找的时候没找到， 没找的时候却找到了。

——热罗姆·K. 热罗姆

(Jerome K. Jerome，1859—1927)

您会如何选择心理治疗师呢？好友或亲人可能把他认识的"某人"或为他做过良好心理治疗的"某人"推荐给您；您的医生会把经常与他有工作往来的心理治疗师推荐给您；您也可能因怕麻烦而从电话黄页中"就近"选择一位心理治疗师；去互联网上寻找相关信息的人也越来越多，在浏览关于精神疾病和心理治疗的网站时，您会了解到各种心理治疗方法及其实施条件，并且初步判断其中哪种更适合自己；您的选择有时会被某篇文章、某个广播电视节目、某本书所左右，因此您会选择最"著名"或最成功的心理治疗师，只要他还继续执业并接受您的选择；您还可以在获得多位心理医生的姓名和地址后逐一拜访他们，最后再决定选择谁。

逐一拜访的方法难度不小，需要谨慎对待。受访的心理治疗师的口碑或习惯在选择中往往起到决定性作用。因为您所拜访的心理治疗师会向您建议采取他自己最擅长或自己最常用的心理治疗方法。最理想的做法是经过几次评估性会谈后再做出决定，在评估性会谈中，心理治疗师可以评估自己是不是最合适的人选，自己能否满足患者要求，患者也可以向心理治疗师说明自己的情况并且询问一些关于心理治疗的信息。

患者有权利也有义务去了解心理治疗师及其执业情况，应该敢于要求心理治疗师对如下问题做出详细答复：他所实施的心理治疗方法属于哪个流派？他的教育背景如何？执业多长时间？每次治疗会面持续多长时

间？每隔多长时间进行一次治疗会面？如何收费？整个
心理治疗会持续多长时间？他以何种形式施治？是否需
要服药？如需服药，心理治疗师本人就可开药方还是要
到家庭医生那里开药？心理治疗费用会得到医保报销
吗？需要用现金支付吗？……上述问题也是本书中将会
谈到的问题。

选择心理治疗师没有最佳方法。某些心理治疗专家
建议由精神科医生通过多次治疗会面先进行评估，然后把
患者转诊给最适合的心理治疗师用最适合患者的方法进行
治疗。在选择治疗方法时必须考虑患者的要求，即患者是
否已有喜欢或不喜欢某种治疗方法的想法，哪怕这些想法
看上去是不成熟的。心理治疗方法主要分为五大流派
（本书第二部分将深入探讨）：心理动力治疗、认知行为
治疗、系统治疗、人本主义治疗、身体心理治疗。

影响患者选择的还有性别、年龄、性格、收费标准
等因素。患者经常关注心理治疗师的性别。某些患者难
以接受异性心理治疗师，他们在同性心理治疗师面前谈

及隐私问题时更为自由并且会觉得能够得到更好的理解。而某些患者则倾向于异性心理治疗师，因为他们难以和同性很好相处，或者他们需要理解异性心理才能解决自己的问题。

选择治疗方法和心理治疗师后，患者和他所信任的心理治疗师之间应该建立起优质的治疗同盟关系。这种关系的基础是患者感觉心理治疗师能够理解自己并且可以帮助自己。经过 4 至 6 次治疗会面后，患者就知道他面对的心理治疗师是不是正确的选择了。

选择心理治疗师总是复杂微妙的，做出选择的途径也千差万别。由于可供选择的心理治疗方法的多样性和患者需求的多样性，各种治疗实践也在不断发展中。患者得到的信息越来越多，何种心理治疗方法适用于何种心理问题的研究也越发深入。由于选择心理治疗师是一个重要的决定，所以应该三思而后行，要选择最适合您的治疗方法、最有"感觉（feeling）"且培训水平最有保证的心理治疗师。

患者不能更换心理治疗师

没有人要求您发誓忠于某心理治疗师。如果把心理治疗过程比作航船航行的话，一旦航向发生偏离或者您不再信任船长，您尽可以离船而去。尽管心理治疗过程要持续一定的时间，但是您一般很快就会意识到心理治疗方法或心理治疗师是否适合自己："人难免犯错，但是总犯错就是恶魔。"（拉丁格言）

如果前一位心理治疗师不适合您，不要不好意思，您可以求助另一位心理治疗师。反之，如果您始终找不到合适的心理治疗师，您就要反思一下您寻求心理治疗的真正动机了。

对治疗同盟的诸多研究表明，在 4 至 6 次治疗会面后，治疗中的问题已经基本上可以显现了。不管怎么说，您的良好感觉才是最重要的。

"心理治疗师不是医生"

是被咯吱的那种痒，还是被挠到痒痒肉的那种痒？

——儒勒·罗曼（Jules Romains），

《克诺克》，1923 年

在法国，人们难以知晓心理治疗师们本身是从事何种职业的。据估算，10%—15% 的心理治疗师是医生，25%—30% 是心理医生，20% 是社会工作者，20% 是辅助医务人员和护士，其余 20% 中有教师、科研人员、社会学家、艺术家等等。

法语"psy（心理治疗者或泛称为心理师）"一词的含义涵盖了精神科医生（psychiatre）、心理医生（psychologue）、心理治疗师（psychothérapeute）和精神分析师（psychalyste）。这些词汇虽然并不完全相互排他，但是也表明它们所指代的不同人群之间在教育背景、职业理论和执业实践方面存在差异。为了把这些可统称为心理治疗者（psy）的不同职业身份加以区分，有必要看一下它们在法国都是指何种身份的职业，但是，这些词在其他国家的内涵与在法国是有所不同的，这需要特别注意。

成为精神科医生和心理医生必须获得国家承认的文凭。但是，并非所有的精神科医生和心理医生都从事心理治疗。心理治疗师和精神分析师目前在法国尚无正式界定的身份，一般而言，心理治疗师实施心理治疗，精神分析师实施精神分析治疗。由于缺乏正式身份界定，任何人都可以在他的名片上印上"心理治疗师"或"精神分析师"，无论其专业教育背景如何（有的人甚至没有接受过专业教育）。

为保证心理治疗师和精神分析师治疗服务的严肃性，同时也是为了防止这些称呼被滥用，法国于2004

年通过了一部法律。该法规定："只有在全国心理治疗师注册系统中注册了的心理治疗师方可使用'心理治疗师'的名称"。这一名册以及每名注册心理治疗师的教育与培训背景均应向社会公布。

有些奇怪的是，该法还规定："获得医学博士文凭者和已获心理医生身份者以及定期在其行业协会注册的精神分析师有权列入全国心理治疗师注册系统。"该法的颁布因此引发众多异议和激烈争论，所以其实施细则在本书杀青时仍未出台。

监测与打击邪教性质活动部际工作组（Miviludes）通过报告向社会警示该工作组在某些心理治疗活动中发现的邪教性质问题。此外，打击精神操纵中心（CC-MM）和全国邪教受害者家庭和个人协会联盟（Unadfi）也就类似邪教性质的活动问题向患者发出警示。这表明，为了保护患者免受庸医和为其他目的滥用心理治疗者的伤害，对心理治疗师的活动进行规范是十分必要的。

精神科医生也称为精神病医生，拥有医生身份。经过医科院校第一阶段和第二阶段共计 6 年的医科学习后，他们还要再接受为期 4 年的精神病学专业教育。精神科医生有处方权。

法国目前约有 10 000 名精神科医生，随着时间的推移，这一数字将不断减少，直至降至约 6000 人左右才会反弹。这种变化的原因与医科教育入学人数限制措施有关。

精神科医生在大学或医院实习时要接受心理治疗培训。但是，这种培训并不是必修的，也不甚深入。他们中的很多人同时在一些协会或机构内接受心理治疗培训。这表明并不是所有精神科医生都接受过心理治疗培训。但是，法国法律却规定，所有医学博士均自动获得心理治疗师身份，无论他们是不是精神科医生。

从 1985 年起，只有"出于未来执业目的、接受过基础心理学和实用心理学高等教育的人"才能使用心理医生（psychologue）的称谓。此处的"高等教育"指的是颁发心理学本科、硕士、高等专业学习文凭（DESS）或深入学习文凭（DEA）的教育。自从法国实行学士、硕士、博士体制高等教育改革后，只有获得硕士文凭后（即经过 5 年高等教育后）才有权获得心理医生身份。但是，和精神科医生一样，获得心理医生身份也并不意味着该人接受过心理治疗培训。2004 年通过的法律并未要求心理医生证明自己接受过心理治疗培训，而是直接赋予他们心理治疗师的身份。换句话说，精神科医生和心理医生是获得国家正式承认的、建立在长期高等教育基础上的两个职业身份，精神科医生需要接受为期 10 年的高等教育，心理医生则需要 5 年时间，但这并不表明拥有这两种身份的人曾经接受过心理治疗培训。

目前，心理治疗师和精神分析师的身份尚无统一管理措施。任何人均可使用这些名称。但是，心理治疗师们可以在各种学会、协会、联合会、联盟等团体处注册，这在某种程度上能够保证注册心理治疗师接受过相应水平的培训。

法国的心理治疗师可加入 4 个行业协会，其中最重要的是法国心理治疗联盟。该联盟旗下汇聚了代表数千名心理治疗师的 60 余家机构和学会。但是在执业中很多心理治疗师都是独立开业而不是隶属于某一机构。

每家心理治疗培训机构都有自己的一套规则。一般而言，其培训对象是卫生工作者或教育工作者。由于实施心理治疗往往是职业活动中的辅助行为或第二职业，所以法国心理治疗师接受心理治疗培训的初始年龄约为 35—45 岁之间。

心理治疗师的身份在欧洲层面也尚无正式界定。但是，欧洲和国际上的一些心理治疗、心理学、精神科学和精神分析联合会行业协会致力于统一其会员的执业做法和职业身份，只是各国的相关法律法规都不尽相同。

在意大利，任何人都可使用精神分析师的称谓，但是心理治疗师的称谓就不是所有人都可使用的了。意大利通过法律建立了心理治疗师职业登记制度。其经过医学教育或心理学学习后，必须要到被认可的学校进行学习并获得心理治疗师文凭。意大利法律还要求心理治疗师定期介绍和展示其专业知识。

德国则不承认精神分析师的称谓，只承认精神科医生、心理医生和心理治疗师三种身份，而且德国所有精神科医生均接受过心理治疗培训。

在瑞士，"心理治疗师"的称谓不受保护，而"精神科医生—心理治疗师"和"心理医生—心理治疗师"的称谓则受到保护。后两类人士需要接受关于心理治疗的高等教育，教学内容应该涵盖精神分析疗法流派、认知行为疗法流派和系统疗法流派。学生毕业后可选择实施某个流派的心理治疗方法执业。

尽管各国之间存在上述差别，但是将称谓使用和培训标准统一规范化无疑是大势所趋。多年以来，欧洲心理治疗协会要求依据1990年通过的《斯特拉斯堡宣言》在欧洲层面对心理治疗师这一职业进行规范。该宣言规定了如下内容：

◎ 心理治疗是人文科学领域中的一个特别学科，采用自由职业和自主执业的方式；

◎ 心理治疗培训要求具有较高的理论和临床资质；

◎ 保证心理治疗方法的多样性；

◎ 对某一心理治疗方法的培训应该是全面的，包括理论、自身实验和督导下的实践操作。同时也要广泛掌握其他治疗方法流派的理念。

◎ 接受心理治疗培训必须要先奠定一定的基础，特别是在人文社科知识基础。

我们注意到，该宣言明确了心理治疗学习者的"外行"身份，即可以在千差万别的基础教育背景下通过深入的专门培训来培养心理治疗师。这一立场与欧洲心理医生协会等其他压力集团和协会有所不同，后者也主张对心理治疗进行规范，但是他们认为心理治疗的实施者应该仅限于临床心理医生和精神科医生。

欧洲心理治疗协会确定了科学的心理治疗方法培训标准：

◎ 该治疗方法应有完备的培训大纲；

◎ 该治疗方法的理论应该有充足数量的学术论文出版作为支持；

◎ 该治疗方法的原则和方法在国际上已经获得承认；

◎ 该治疗方法的原则和方法可以发展某种关于精神障碍、精神障碍的原因及各种干预模式（每种治疗方法都有若干种干预模式）的理论；

◎ 培训应包括至少 250 次个案治疗（自身实验），130 次督导下的临床实践治疗和 250 小时的理论学习。

欧洲心理治疗协会还采取了并将继续采取很多举措，向欧洲政治家宣讲创建全欧统一监管标准的必要性。该协会还创立了"欧洲心理治疗证书（European

Certificate for psychotherapy)"，颁发给培训水平和执业实践均符合该协会所确定的原则与标准的心理治疗师。

　　心理治疗由教育背景各异的心理治疗师实施。在法国，对心理治疗师的称谓尚未统一管理。但是，为了保护患者并保证向患者提供心理治疗的心理治疗师都经过严格培训且其实施的心理治疗方法都是得到公认的，人们还是希望对心理治疗行业进行统一监管。

我倾诉时,我的心理治疗师在想其他事

进行心理治疗需要长时间集中注意力。患者往往会问我们大夫如何全天都保持对患者"讲述的各种不幸"的注意力。患者对我们说,他们的事情都是鸡毛蒜皮的,他们的担心都是荒谬可笑的,而且各个患者所讲的事都差不多。某些患者甚至羞于占用我们的时间,因为他们认为其他患者病情更严重。

改善患者福利是所有心理治疗师的目标。我们在医科学习后选择了这个专业,正是出于我们与他人沟通和理解他人心理机制的热情。与常见的偏见相反,精神病学是对患者采用疗效最多的几个医学分支之一。作为心理治疗师,我们看到患者精神上的苦恼逐渐消除时往往也会感到无比欣慰。

只要我们给予患者足够的关注，那么每位患者都是独一无二的，每个故事都是饶有趣味的……我们与每位患者建立的治疗关系也是互不相同的。我们极少为此感到烦恼。

"好的心理治疗师自己
应该接受过精神分析"

　　精神科医生与其他精神病患者之间的区别就有
点儿像疯了的矛和疯了的盾的区别。

　　　　　　　——卡尔·克劳斯（Karl Kraus，1874—1936）

　　这一偏见涉及心理治疗的培训问题。在法国，心理
治疗培训大多由私立机构或协会组织提供，通常一种培
训内容既涉及理论知识，又涉及治疗技术。通常一种培
训中往往只学习一个心理治疗流派所主张的方法。有时
这些培训具有封闭性，不受外部监控，而且各流派各成
体系，因此，有时会产生教条主义、宗派主义或思想禁
锢等问题。

教学法有三个层次：第一个层次是获得理论知识，第二个层次是通过实践培训获得技能，第三个层次就是获得有助于人际交往的情商。

最后这个层次往往在心理治疗师的培训中被忽视，因为它很难明确定义。同时，它也取决于心理治疗师的个性和职业道德，对其评价要比对知识和技能的评价更难。

理论培训的内容首先是某一心理治疗方法，其次是临床精神病学，后者的程度可深可浅，专业性可高可低。临床精神病学教育非常重要，尽管心理治疗是重要的治疗工具，但它并非唯一工具。任何一位心理治疗师都应该知道哪些疾病有必要运用诸如药物治疗等其他方法来进行治疗。如果心理治疗师不了解精神病诊断和其他治疗方法的用途，那么他对患者实施的心理治疗就有可能脱离实际并且具有一定的危险性。

由各协会或私立研究所组织的培训与大学里的高等教育不同。前者组织的培训大多只专注于某一心理治疗方法流派的培训。而在大学里（比如在瑞士的大学里），心理治疗培训不仅限于某一流派，大学生们接受的是全面的心理治疗教育，他们会学习多个主要心理治疗流派的知识，包括认知行为疗法、系统疗法、精神分析疗法等等。因此，一位在瑞士的大学里接受过教育的精神分析师也学过系统疗法和认知疗法。大学教育的教学内容显然要更加广泛，教学质量也更高。另外，事实证明，一些有经验的心理治疗师在施治过程中有时也不会拘泥于某一种治疗方法，多种疗法联合使用有时会获得更好的疗效，这也更加有力地证明了心理治疗培训的内容不应局限于某一流派。

心理治疗师本人是否曾经接受过心理治疗并不总是必要条件，这取决于他所学习的心理疗法流派。如果他学习的是精神分析法，他就应该接受一次训练分析。训练分析的目的是让被分析的学员在成为精神分析师之前先了解自己。这种做法是弗洛伊德（1856—1939）早期的门徒之一卡尔·荣格（Carl Jung，1875—1961）提出的，也是所有想做精神分析师的人基本上必须要做的。

训练分析一般要持续多年。它之所以具有其合理性，是因为精神分析治疗非常重视治疗师与患者的关系，重视"移情"和"移情性神经症"，移情就是患者将他对他重视的人和其他人的反应和感情投射到精神分析师身上。这就要求精神分析师很好地认识自身局限性和无意识过程。后来，包括雅克·拉康（Jacques Lacan, 1901—1981）在内的某些心理学家不愿使用"训练分析"一词，而使用"精神分析"一词统称之，因为每个精神分析学员都有他们各自的困难。

美国当代精神分析学家莱斯特·鲁博斯基（Lester Luborsky）对心理治疗过程进行了深入研究，他证明在不进行自我分析的前提下培养心理治疗师实施精神分析疗法是有可能的。

还有很多学派（比如格式塔学派）规定心理治疗学员必须接受自我心理治疗。另外一些学派尤其是认知行为疗法学派，却认为这完全没有必要，这是因为它们对精神障碍有着更加客观化的认识，它们的治疗方法也是更加重视症状而不是患者和心理治疗师的关系。

但是，所有心理治疗培训都强调督导的必要性。在获得证书或某一流派心理治疗师称谓之前，申请人必须在一名经验丰富、同时也是颁发证书的协会或培训机构的正式成员的资深心理治疗师的督导下进行过心理治疗。在精神分析学派中，这种督导被称为监督分析。

一般而言，心理治疗师的培训需要多年时间，精神障碍和心理机制的理论教学是学员未来执业的基础。学生的治疗实践最初是在一名经验丰富的心理治疗师的督导下进行的。心理治疗学员在获得相关证书后往往还要接受继续教育。对心理治疗师而言，执业经验非常重要：只有在实施心理治疗的过程中才能成长为卓越的心理治疗师。

精神科医生比他们的患者病得还重

患者们尽可放心，要想理解精神病人无需自己也变成精神病人。心内科医生一定要有心脏病吗？皮肤科医生一定要身上长疹子吗？静脉病医生自己必须要患有静脉曲张吗？文学作品和影视作品使精神科医生是疯子的形象广为人知，但是这些作品中的精神科医生之负面形象至少让这一行业处于不佳声誉中。和其他人一样，精神科医生也可能罹患精神障碍。我们的职业并不能使我们具有免疫力，我们生病时也得求助于别的医生……

如果您仍心存疑虑，可以告诉您，我们的同行之间也存在有效的相互监督机制。一些非常"反常"的精神科医生或其他学科的医生很快就会被同行发现并会被行业组织禁止执业。但是，对非医生身份心理治疗师的执业行为监督不甚完善，甚至可以说很不完善。所以这个行业内仍然存在着一些问题，比如唯利是图、滥竽充数、精神操纵……所以要小心假充心理治疗师的"邪路治疗师"！

"心理治疗师要有特殊才能"

他的灵魂中积淀着诸多秘密、痛苦和坦白，这
赋予他明察秋毫的洞察力，陌生人出现在他眼前，
他一眼即可领会他因何而来、所欲何物以及心中
所惑。

——陀思妥耶夫斯基，
《卡拉马佐夫兄弟》，1880 年

克劳德·勒维 – 斯特劳斯（Claude Lévi-Strauss）将
精神分析师与萨满巫师进行了对比，证明心理治疗与所谓
"原始"医学在实践做法上是有一些共同点的。亨利·艾
伦伯格在他的《无意识的发现史》中也写道："心理治
疗师在严重精神分裂症患者面前，要与这位患者人格中
尚且健康的部分建立联系并且重建患者的自我，他们难

道不是萨满巫师的现代继承人吗？因为萨满巫师到灵界去寻找、追索、摄住、引领被恶魔夺走的灵魂回到人间。"他还将精神分析师与"原始"医学中的"巫医"进行了对比，他们从患者身上拿走一件被认为代表疾病的物件："精神科医生无法在他的患者身上找出这样的物件，但是，我们可以设想一下，'移情性神经症'的涵义与'驱病巫师'的疾病具物化做法有些许类似。神经症被某种'移情性神经症'所取代，这种'移情性神经症'的性质和根源是我们可以向患者解释的，因此也是我们可以治愈的。"

尽管各种原始治疗方法与各种心理治疗方法存在不少差别，但是也有很多共同点。"巫医"在他们的部落中所发挥的作用比现在的社区医生要大很多，巫医可身兼数职，不仅仅是巫医，还可兼任部落首领和祭司。他应该聪明过人，博学多才。他要加入一个向他传递知识、秘籍和传统的小型巫医团体，在那里他的技能往往由多位巫医口传心授。巫医候选人要去积累一些初步经验。在培养过程中，他所学习的治疗技术一般都属于心理学范畴，治疗一般在大型仪式上公开或集体进行。现代心理治疗法的近源则是动物磁气疗法，其最著名的代表人物就是奥地利医生麦斯麦（Franz Mesmer，1737—1815）。他认为宇宙中充满磁气，磁气在人体内的不正确分布导致了疾病的发生，任何人都可以借助来自动物磁气疗法师的自然磁气来治愈他人。麦斯麦大部分时间在法国行医。皮赛古尔（Puységur）侯爵（1751—1825）就是麦斯麦的学生，他认为动物磁气疗法的疗效并非源自不可触知的磁气，而是动物磁气疗法施行者的意志。1785 年，他在斯特拉斯堡的一次会议上表达了自己的观点："我相信我身上有一种力量。我行医的意志便是源自这一信仰。……整个动物磁气说就体现在两个词中：确信和意愿。我认为我有激活他人生命要素的力量，我要发挥它的用处。这就是我的全部理论和实践。先生们，确信并有意愿，你们就会和我做得一样好。"

后来，心理力和催眠一起被称为"暗示"。用心理治疗（psychothérapie）一词指称自己的方法的南锡学派的主要代表人物希波利特·伯恩海姆（Hippolyte Bernheim，1837—1919）在其名为《催眠、暗示、心理治疗》（*Hypnotisme*，*suggestion*，*psychothérapie*）的著作中指出，"所有被接受的意念都有转变为行为的倾向"，这一现象被命名为"意念动力论"。爱弥儿·库埃（Emile Coué，1857—1926）据此创立了自己的方法，告诉其患者根据下述原则进行自我暗示："人们每次只能思考一件事情，即两个意念在我们的头脑中可能并存，但无法叠加。任何一个独占我们头脑的意念都会变成实在的，并且具有转变为行为的倾向。"他的方法就是通过有意识的自我暗示进行自我控制。

与暗示方法相对的各种说服方法"希望新引入患者头脑的意念能够获得患者的认同，同时，患者在全面理解和深思熟虑后主动放弃以前的意念"。这是德热里纳（J. Dejerine）和高克勒（E. Gauckler）于1911年在《精神性神经症的机能表现及其心理治疗》（*Les Manifestations fonctionnelles des psychonévroses et leurs traitements par la psychothérapie*）一书中的论述。实际上，暗示法和说服法应该结合使用。在上述著作中，两位作者还写道：

31

"如果心理治疗希望改变患者的精神状态和情绪，它应该着力作用于患者的感觉"。

正如帕斯卡所说，真理应可于心中感知。无论各种心理治疗理论有多大差别，暗示和说服之间形成互补性无疑是有必要的。

因此，每种心理治疗方法都有说服成分和暗示成分。每种治疗方法甚至可以设计成某种辩论形式，西塞罗（Cicéron）认为它有三个功能：教育、说服、感动。

在哲学家和心理治疗学家弗朗索瓦·鲁斯唐（Franois Roustang）为尼古拉·迪吕兹和米歇尔·热纳尔（Michèle Gennart）主编的《比较心理治疗》（*Traité de psychothérapie comparée*）所撰写的编后记中，他提到在所有心理治疗方法中都存在的"非特异性因素"："该因素之所以被称为非特异性因素，是因为在进行心理治疗实验时，其效力和效果无法界定，人们无法将其与其他因素区分或单独分离出来，因而也就无法赋予它不同于其他已知因素的独立功能。""每位心理治疗师……都会理解到，这并不是指他的个性或自身特点，而是指他所处的人文环境：对挑战的期待、因无力感而追求自强、因空虚而追求充实、对生存力量的理解、宠辱不惊的胸怀。可能这些才是有助于疾病痊愈的非特异性因素的基础。……因此，心理治疗中显现的并不是某个理论，而是睿智的程度。"

心理治疗的成败取决于心理治疗师的倾听质量和注意力集中程度。心理治疗师的注意力集中程度首先表现在目光接触上，这是倾听和投入的信号。他的目光不能太过固定，目光接触要自然中断或间歇性中断。倾听首先可分为心理治疗师对言论的倾听和无言语时的倾听。在无言语倾听中，目光、点头、身体倾向对方都表明一种全身心投入的倾听。在无言语倾听之际，还有一种看重重新启动谈话能力和解读能力的理解性发言倾听。重新启动谈话能力包括使用劝诱技术、发出激励信号、提出开放性问题和保持适当沉默。解读能力表现为重新表述或归纳患者刚刚说过的事情，解读出患者的感觉以及患者话语之意义的能力。

倾听也可以根据心理治疗的不同阶段分类。第一类是心理治疗师搁置所有预先假设后的倾听：这是一种对患者话语的未决定性同等关注，在此类倾听的过程中，心理治疗师仍然有可能做出各种假设。只有在这个阶段后患者的某些言语对心理治疗师才开始具有意义。心理治疗师的第二类倾听是在他初步形成某种可能帮助患者克服某种困难的假设时的倾听，此时心理治疗师知道这种假设可能并不全面并且将来可能会进行修正。最后，第三类倾听是心理治疗师尝试验证他的假设有无根据时经过一定调整的倾听，此时心理治疗师的倾听是为了了解患者对自己所讲述的内容是否证实了自己的假设。

除倾听外，在心理治疗过程中还有另一个重要因素——认知失调。认知失调是在患者意识到其行为或观念与他所敬重并结成治疗联盟的心理治疗师的行为或观念不同时出现的。此时患者有几种选择：改变自己的行为或观念以贴近心理治疗师的行为或观念；降低对心理治疗师的敬重；鄙视心理治疗师或结束与他的治疗关系。心理治疗师的目标则正好相反，他利用认知失调促进患者发生变化。他必须在维持治疗关系和促进认识失调所导致的变化之间找到平衡点。

很多研究勾勒出心理治疗师的哪些素质会对治疗效率产生影响，无论他们属何流派。最有利的一些特点有：没有情绪问题；信任；技能和能力；帮助患者的意愿；对患者的关注（特别是在患者感受到这种关注时）；建立起热情支持关系的能力。

患者看待其心理治疗师的方式和心理治疗师的上述素质具有同样的重要性。一旦患者认为一位心理治疗师关注患者福利、有能力和值得信任，他们就更容易建立积极的治疗联盟关系。在行为治疗流派中，心理治疗师与患者之间的关系远不如具体实施的治疗技术那么重要，但是，一些研究结果表明，心理治疗师的共情在治疗中仍然起着十分重要的作用。

患者需要一定的时间才能建立起对心理治疗师的信任。患者经常会去试探心理治疗师，他通过某些问题或态度来表达某些不明确的要求，以此观察心理治疗师是否值得自己信任。因此，当患者问及某一信息，他的潜台词实际上是："你能理解我、接受我吗?"；如果患者向心理治疗师吐露一个秘密或者坦言一个弱点，他的潜台词实际上是："我可以向你展示软弱的一面吗?"；如果患者向你求助，往往表示他的潜台词是："你诚实可靠吗?"；如果患者自我贬低，则表示"你能接受我吗?"；如果患者经常打扰或让心理治疗师感到不便，这表示"你有没有忍耐的限度?"；如果患者问及心理治疗师的动机，就表示"你是真的关心我吗?"

比起心理治疗师的素质和患者的个性，更为重要的是，两者的兼容性，这才是患者改变的所在之处。所以，不存在能够有效治疗所有人的"万能心理治疗师"。如果心理治疗师感到自己无法全身心地善待一名患者，他就不应该同意给这位患者进行治疗。心理治疗师真诚的情感是治疗取得进展的重要因素：要关爱患者。

没有心理治疗师的心理治疗

人的因素在心理治疗中发挥着首要作用。但是，要想获得改善必须要有人的因素吗？没有心理治疗师的干预能改善自己的精神状态吗？来自美国的某些自助心理治疗书籍（self-help books）十分流行，而且一般采用认知行为治疗方法。患者可借助这些书籍尝试自我应用一些心理治疗原理。这种方式对轻度心理障碍有可能十分有效。此外，这些书一方面会鼓励那些症状更重一些的心理障碍患者去看心理医生，另一方面会告诉患者他们可以接受心理治疗。

无人直接介入的计算机辅助治疗最近取得

了一定进展并且在恐惧症等疾病治疗中显现出一定的效果。此外，研究结果显示，电话心理治疗对治疗强迫症是可行的。当患者由于距离遥远或出行不便无法就诊，心理治疗会面可通过电话或互联网完成。尽管这些方法可能永远也无法替代心理治疗师亲身在场的效果，但是它们的出现至少表明心理治疗获得成功的终极决定因素是患者自身实现改变的意愿。

各种心理治疗方法概览

"精神分析可洞悉一切"

> 能够把异想天开变成现实的人
> 都是意志坚定且取得成功的人。
> ——S. 弗洛伊德，《精神分析五讲》，1908 年

希望接受精神分析的人往往将其视为"深入剖析自我和认识自我"的手段。他们努力理解和解释自身症状，一是为了从中痊愈；二是为了寻找过去生活的意义；三是为了引导自己未来的选择。在法国，精神分析和相关心理疗法是应用最多的心理疗法，与此伴生的则是对精神分析的诸多错误认识和成见。

精神分析是弗洛伊德创立的一种用于解读内心的方法，在实施精神分析疗法之前，患者的内心往往由于压

抑而难以触及。精神分析的目标是对各种引导人的生活并造成病态的无意识过程进行更新。精神分析治疗旨在促进患者和他自身的和解，改变其生活方式并释放其某些潜能。

精神分析看重长期变化，旨在降低患者的精神痛苦，促进患者和他自己建立关系，使患者在做出选择时和在生活中获得更大的自由，或者使患者更好地接受自己所处的环境。

精神分析治疗在某种程度上有助于患者意识到未解决的心理冲突，如承自童年的心理冲突和在成年后成为患者痛苦根源的心理冲突。尽管经过调整的精神分析疗法已经可以用于治疗精神障碍（比如精神分裂症），但是精神分析疗法主要的适应症还是神经障碍（比如各种恐惧症或者强迫症）和人格障碍。

弗洛伊德建立了被他自己称为"心理玄学"或"超心理学"的学科，同时它也被称为"深度心理学"或"无意识的科学"。因此，精神分析既是一门心理机制理论，又是一套心理治疗方法。弗洛伊德的概念体系也用在了心理学之外的人文科学研究领域中，特别是在文学和艺术作品研究中。例如，布鲁诺·贝特兰（Bruno Bettelheim）于1976年在法国出版了《童话精神分析》（*Psychanalyse des contes defée*）一书。

大部分精神分析师都是国际精神分析协会的会员。成为该协会的会员必须满足非常严格的条件，这也是精神分析师专业培训水平的保证。

弗洛伊德在维也纳创立的精神分析流派很快就在欧美国家生根发芽。尽管精神分析师的身份在大部分国家尚未得到承认，但是曾经在精神分析机构中接受过精神分析培训的心理治疗师仍然为数众多。他们的培训内容涉及理论培训、自我分析和督导治疗。

弗洛伊德的某些学生分别创立了他们自己的治疗理论和方法。其中最著名的两位是荣格和阿德勒（Alfred Adler）。他们都曾经以各自的方式质疑过弗洛伊德把性作为主要心理能量的思想。

尽管精神分析在心理治疗中长期占据主要地位，但是很多接受过精神分析培训的心理治疗学家也逐步开创了其他心理治疗方式。

进入潜意识的第一种方法是营造传统弗洛伊德式精神分析疗效的环境条件。最典型的做法是患者平卧在长沙发上，精神分析师坐在患者身后，患者看不到精神分析师。治疗会面频率一般是每周 3 次，每次 45 分钟。整个治疗过程可持续数年时间。

精神分析过程要遵守两个规则：善意中立和共情关注。善意中立指的是精神分析师完全尊重患者表达的欲望、期待和焦虑，不掺杂任何个人意见。共情关注指的是精神分析师关注患者的全部话语及其明示或暗示内容、关注自己对患者话语的反应、这些话语在他心里激起的联想以及这些联想的意义关系。精神分析师往往保持安静，但是也可以表现得非常主动，帮助患者对移情和治疗过程形成意识。

患者讲述其梦境、口误，进行自由联想，也就是说讲述他头脑中首先闪现的内容，比如一个词、一句话、一件事，同时要让患者尽可能自由，以便打开通往患者潜意识的大门。

弗洛伊德精神分析最特别的做法就是解析。它可以解释潜意识，消除压抑，因而减轻或消除症状。通过解析，某些幻觉或行为的隐含意义可以得到揭示。

进入潜意识的第二种方法是借助精神分析师与被分析者在精神分析过程中建立起来的关系，特别是移情，包括患者向治疗者的移情和治疗者对患者的反向移情。

弗洛伊德认为，移情是患者期待其心理分析师的反应能够像他儿时所设想的父母会如何反应一样。患者重温自己童年经历过但已忘却的态度和感觉。对移情的分析使患者进入另一种关系，一种与困扰他的潜意识冲突关系不同的另一种关系。

弗洛伊德的理论建立在无意识基础上，虽然他并非无意识的发现者，但是他发展了这个概念，使其成为解释精神现象的关键概念。

无意识与意识处在一个动态的关系中，弗洛伊德所说的"压抑"机制在其中发挥着根本性作用。弗洛伊德认为，人类的欲望推动人类做出有悖社会秩序的性行为和攻击行为。文明就是逐渐驯服这些欲望的过程。

一个人的人格结构分为三个部分：本我、自我和超我。本我代表性冲动和破坏性冲动，自我代表有意识的心理活动，超我则代表各种禁忌和道德准则。

与儿童时期密切关联的欲望是心理冲突之源。在四五岁时的"俄狄浦斯情结（恋父情结或恋母情结）"时期，儿童产生了对异性父母特别强烈的爱恋和对同性父母的某种特殊憎恶。正常情况下，这种心理冲突可以通过将对异性父母的爱恋转化为非性爱来解决，爱恋则转而指向家庭以外的人。攻击性也会转化为竞争精神，因而也指向家庭以外的人。但是，无意识冲突并不总会如此顺利解决，而是会使人产生某种罪恶感，这正是焦虑和神经障碍的原因。

儿时的心理创伤事件也可能在成年后影响我们的心理。我们必须要找到有可能被压抑的心理创伤并确定它发生的时间。精神分析引导患者找到并讲述这些心理创伤，这样患者的记忆就不再令他们那么不安了。这些回忆被记忆所埋没、所重构，被赋予或多或少的事实或幻象。

典型的精神分析疗法用得越来越少了，但是它有诸多变体。心理治疗如今的发展方向是调整心理治疗的实施方法，主要是运用一些简便的方法，这些方法都是受到精神分析法启发的，形式是治疗师和患者面对面，同时以某一特定精神状态或心理问题为对象。

荣格的精神分析疗法就有一些突破：治疗时，治疗师面对患者，每周进行一次会面，每次持续一小时。治疗目标是使患者在保持自己价值体系的情况下恢复自我。这种分析旨在建立或另立一个独立于患者已有体验的体验。

力比多成为生命能量的心理表达，但是与弗洛伊德的理论相反，力比多不再只是源于性。荣格研究了代表着人类数千年经验积累的集体无意识，即人类始终存在的普遍意象。这种集体无意识通过原型表现出来，而原型可以在梦境、礼仪和神话中找到一模一样的主体。

个体化是我们自己成为自己、发现并发展我们人格各个方面的一个过程。

个人无意识被称为阴影。它指一些被压抑入无意识的不容易被接受的原始本性。

阿尼玛（anima）指的是男性潜意识中的女性性格，阿尼玛斯（animus）指的则是女性潜意识中的男性性格。最终，荣格定义了一个叫"自性"（也称之为自体）的心理部分，它集中了个人的内部潜力。荣格是根据内倾和外倾的心理类型以及每个个人所偏好的理解世界的各种方式（通过思维、情感、感觉、直觉）来进行分类的。

让患者感觉到自己符合自性是心理分析所要达到的目标，这里的心理分析是荣格学派学者们给他们的心理治疗方法的命名。

荣格式心理分析分为四个阶段，它们有助于患者逐渐认识自性：

◎ 宣泄（catharsis）：患者进行"忏悔"，特别是讲出某些有可能致病的秘密；

◎ 阐释：无意识过程被阐明；

◎ 教育：新的机会出现；

◎ 转变：患者感受到心理分析和自性解放给他带来的变化。

荣格式心理分析师的培训为期四年，培训强调心理治疗师必须接受一次自我心理分析，半程自我心理分析与一位男性分析师一起进行，另一半程与一位女性分析师一起进行。

在阿德勒的个体心理学疗法中，治疗一般面对面进行，每周会面两次。个体心理学十分重视建立有效和优质的治疗关系。这一关系不再仅仅关注移情，它在平等的氛围中运行。建立治疗关系的目的是揭示出患者源自早期童年期基本生活观同时代表个体实现目标方式的生活风格。生活风格应该被意识到、被质疑并被纠正。症状就是生活风格的表达。意识化的过程就是通过将患者的生活风格与其他生活风格进行对比而进行的。

弗洛伊德将力比多视为源于性的心理内驱力，阿德勒则认为个体创造力才是心理活动的原动力。创造力就是人面对变化中的各种情况做出反应的能力。在阿德勒看来，人是一个整体，只有在一个人所处的社会背景中才能理解他。

阿德勒的理论是：我们的心理是我们在儿时都经历过的依赖状态所产生的"自卑感"的产物。成年后，每个个体都希望补偿他的自卑感，这就产生了一种追求安全和优越的权力意志。

阿德勒学派的治疗过程由四个阶段组成：

◎ 建立激励性的治疗联盟，形成合作关系；

◎ 揭示患者"生活风格"所形成的思维和情绪；

◎ 改变使自我得到强化的僵化机制，以期形成更好的社会归属感和更高质量的合作。

◎ 进行训练，使患者形成新的生活和行为方式。

阿德勒疗法的专业培训一般是在遍布全球的阿尔弗莱德·阿德勒学院进行，内容包括理论培训、自我分析和督导治疗。

在进行拉康精神分析疗法时，患者躺在长沙发上，每周三次治疗，每次治疗时长不一。法国精神分析学家雅克·拉康在宣称忠于弗洛伊德的同时，逐渐脱离了老派传统，创建了自己的精神分析学派。他强调语言的研究，这带来了一些理论上的变化，"无意识的结构和语言相同"是他最著名的论断。拉康同时也引入了治疗方式上的改变，特别是每次治疗会面的谈话时长不一。拉康式精神分析治疗就是实施拉康所称的"la scansion（原意为对诗歌的格律分析，音步划分）"，具体而言就是当患者说出精神分析师认为重要的、能够说明患者问题的一个词、一个意念时终止治疗会谈。

拉康学派拥有自己的学院体系和培训规则。这些学院主要集中在法国和某些南美国家，但在其他欧美国家则几乎没有。

精神分析并不是像雅典娜从宙斯的脑子里诞生一样一下子就从弗洛伊德的头脑中诞生出来的，它是弗洛伊德时代催眠研究的一部分，它之所以脱颖而出自成一派，得益于弗洛伊德的理论构成和随之诞生的全新医疗领域的新颖性。在很长一段时间内，精神分析都是主要的（尽管不是唯一的）心理治疗流派。后来，它先分出了几个内部分支，后来还出现了远离精神分析法的新流派，但是，"无意识"在这些新的心理治疗流派中仍然占据着显著位置。在心理治疗发展史中，精神分析无疑占据核心位置，尽管后来其影响力有所下降。

尽管历史最长，但是精神分析法也和其他形式的心理疗法一样无法解决被分析者的所有困难。所以，完全相信精神分析疗法是幼稚的，这也不是精神分析法的治疗目的，因为精神分析法的治疗目的是改善患者与其自身的关系，使他接受现实和自身的局限性。

"认知行为治疗就如同驯兽法"

天地万物皆可类比。 种子落于沃土会生根发芽。 灵感生自慧思会发扬光大。

——布莱兹·帕斯卡尔（Blaise Pascal），

《思想录》，1670 年

行为学派的治疗师是那些为了让您说出犯罪倾向并回归正途而在您的皮肤上贴上电极并通电严刑拷打您的人吗？斯坦利·库布里克（Stanley Kubrick）的著名影片《发条橙》（*Orange mécanique*，1971）中就展示了这样的治疗场景，但那只不过是电影情节。现在让我们看看真实情况吧。

认知行为疗法比大部分心理疗法出现得晚一些。治疗过程中，患者和治疗师面对面，每周会面一至两次，每次会面30—45分钟，治疗累计持续6—12个月时间。会面次数一般在治疗之初就确定下来。治疗师与患者是合作关系，他用指导性方式向患者提出建议和提供支持。

认知行为疗法在心理治疗中实施科学的心理学理念。行为疗法和认知疗法都具有坚实的理论基础，在治疗中相辅相成，往往联合使用。行为疗法促使患者用新的行为代替病态行为。认知疗法帮助患者重新评估他的自我观、未来观和世界观，使患者的视角更加客观理性。

认知行为疗法出现相对较晚，在实践上仍处于发展中，实施此类心理治疗方法的治疗师十分关注验证治疗的有效性。此类疗法更关注现时现地以消除症状和解决问题，其主要目的是促成使得患者发生变化的条件出现，而不是探究患者的过往去寻找其精神障碍和痛苦的根源。

与一些不正确的看法正相反，认知行为疗法不会导致置换现象（新的症状代替了被治疗的症状），而是反之：治疗效果往往会惠及全身，即对某一症状或困难进行治疗后所获得的治疗结果会带来全身总体情况的改善，这也有助于缓解其他症状或解决其他困难。疾病的恶性循环被治疗的良性循环所取代。

认知行为疗法看重环境因素，因为环境会影响患者机体的应答。认知行为疗法认为患者可以把个体与环境之间的关系向对自己更加有利的方向改变。患者的其他因素也是分析对象：生物因素、行为、思维（认知）和情绪。

实施认知行为疗法建立在对患者的各种障碍（蜘蛛恐惧症、抑郁状态、面对他人无法自卫、难以持续去爱等等）进行功能分析的基础上，另外还要确定治疗目标、实施治疗计划和评价治疗结果。此类治疗方法特别适合治疗试验，诸多临床研究显示了其施用性和有效性。

行为治疗主要针对可以客观观察到的行为，所有第三者无法观察到的内心事件则被忽略。认知疗法则正好相反，它集中关注认知和情绪。这两种治疗方法的切入点不同，但实际上它们是互补的，如果联合使用，可以使治疗师全面了解患者的障碍所在，同时两种治疗方式在以疗效证据为基础的试验步骤中也可以相互配合使用。

建立在学习基础上的各种行为疗法的目标是以用更加适当的行为代替病态行为为目标。

最常用的方法是脱敏和暴露置身在此的意思，它们是诸如社交恐惧症等各种恐惧症的治疗基础。患有社交恐惧症的患者回避所有令他暴露于他人目光的情况，这使他处于一种在社交和感情上的孤立状态。在治疗师的帮助下，患者被逐渐引导到可以面对他所怀疑、所想要避免的情况、做出他不愿进行的行动的程度。最初，在面对真正的现实之前，患者可想象自己暴露于这种情况。这些渐进的暴露始终要获得患者的同意，在每次会面中启动，并应在两次会面之间继续下去，因为重复暴露对相关情况逐渐失去使患者产生焦虑的力量是必不可少的。面对现实的做法可以使患者意识到他的恐惧是过度的，他以前的信念是有误的。

治疗师在治疗中处于指导地位，但是他也会告诉患者很多信息：治疗师如何设想患者的障碍以及这些障碍的持续存在和强化等。在患者独立完成训练之前，他会陪伴患者进行最初的训练。

各种行为疗法所依据的理论有两个重要概念：行为和学习。

行为可以定义为使个体适应他感知和解释之情境的一系列有序行动。

学习涉及各种学习理论和各种形式的条件反射：巴甫洛夫条件反射、操作性条件反射以及模仿式的社会学习。巴甫洛夫条件反射也称为经典条件反射或反应性条件反射，它是一个刺激—反应过程。俄国医生和生理学家伊万·巴甫洛夫（Ivan Pavlov，1849—1936）认为，动物有可能通过将一个中性刺激（比如铃声）与无条件刺激（比如食物）配对来创造一个条件反射，铃声意味着食物的出现，比如引起流唾液的反应。随后，得益于这一学习过程，仅仅出现中性刺激而不出现无条件刺激即可引起条件反射。

上述原始的条件反射在精神病理学上并没有什么实用价值。但是，在人类身上，与一种引起恐惧的情境相对应的或简单或复杂的刺激可以随后独自引起各种恐惧反应：回避、逃避、默想、精神现象、生理反应（脉搏加快、颤抖、出汗）。该理论有助于理解某些焦虑障碍（特别是恐惧症）的出现。

美国心理学家约瑟夫·沃尔普（Joseph Wolpe，1915—1997）创立了以放松为基础的交互抑制技术：与焦虑状态相反的放松状态有助于患者以最佳状态面对他所恐惧和回避的刺激。各种行为疗法经常会用到放松。患者练习做到身体放松、肌肉放松；进入心理祥和的状态。由于放松是与焦虑紧张状态相反的状态，所以它在治疗焦虑障碍中运用颇多。在各种放松疗法中，行为治疗师们最常用的是雅各布森（Jacobson）放松疗法。

美国心理学家斯金纳（Burrhus Frédéric Skinner, 1904—1990）进行了操作性条件反射的实验。他符合刺激→有机体→反应→结果（SORC）法。他强调行为的结果和"强化"这一概念。当强化物的出现有助于增加之前行为的力度和频率时，这种强化就是积极的：当某一行为产生令患者舒适的结果时，该行为将会得到强化，比如某种奖励。当出现厌恶性刺激时，比如某种惩罚或者罚款，厌恶就会出现，此前行为的强度和频率就会降低。

SORC 法对于解释恐惧症或强迫症为何持续存在非常有用。因为，恐惧症中的逃避、强迫症中的仪式化举止在缓解焦虑感的同时，也维持甚至加重着症状。这种治疗方法也经常在对分析障碍及其全部影响进行的机能分析时使用。

社会学习理论是加拿大现代心理学家班杜拉（Albert Bandura）提出的，它并非仅仅限于行为研究，而是重点研究与患者的关注、记忆和欲望有关的模仿现象。期待在该理论中也占据重要地位。因为，患者的期待起到了对行为的强化作用和改变作用。患者期待的强化在调节其行为时比现实的强化更为重要。期待又可分为对效能的期待（"我有无能力期待得到我希望的结果？"，比如一个巴黎人发问：我能否搬到外省去住？）和对结果的期待（"如果我达到这一目标，我获得的结果对我重要不重要？"，比如我到另一个地方去生活会更高兴吗？我会不会把我的焦虑也带到那里去呢？）。

各种社会学习理论结构严谨且集之前理论之大成，同时也形成了纯粹的行为疗法和纯粹的认知疗法之间的沟通桥梁。

美国精神病专家亚伦·贝克（Aaron Beck）是认知心理治疗的主要创立者之一，该疗法旨在使患者意识到他的某些反应和认知具有不合理性。认知心理治疗的另一位缔造者是美国心理学家阿尔伯特·埃利斯（Albert Ellis，1913—2007），他将此类治疗称为理性情绪治疗。

在认知心理治疗中，治疗师是合作者而不是指导者，他运用苏格拉底式提问法。希腊哲学家苏格拉底把他的提问法类比作帮助人类产生生命的助产士。治疗师通过这些问题逐渐引导患者发现患者自己浑然不知的问题所在。治疗师陪伴并引导患者进行自发的而不是强加的改变。

认知心理治疗最重要的理论概念是认知、情绪、自发意念、认知图式和认知过程。认知是认识的行为。认知包括获得、管理和使用自身知识与外部知识。认知心理学研究有意识和无意识的精神现象，这些精神现象使得个体能够适应内部刺激和外部刺激。认知心理学特别研究了通过无意识精神图式进行的信息处理。

认知心理治疗方法认为，一个个体面对某一情境的反应取决于他对这种情况的表征和解释，而不是这种情境本身。认知系统就像一个信息处理系统，精神疾病出现时，就是信息处理发生了错误。

这里的信息处理有两个层次。第一个层次是自发意念层次：就是面对某一特定情境即刻出现在头脑中的意念，这是最表面化的层次。第二个层次是认知图式层次，它是一些关于世界、他人和自我的一般认识和特别观点。

一般而言，这些图式或假定是自发意念的根源。自发意念是有意识的，但是图式并不总是有意识的。图式往往是在患者儿时或通过各种经验获得的。例如，一个图式可以是："我得让所有人高兴"，或"只要我开始做的事儿我就得做成功"。第一个图式中，在与假定相反的情况下，有可能引起患者产生诸如"人们不喜欢我，我在社会中没有自己的位置"之类的自发意念。第二个图式有可能让患者产生出诸如"我真没用，别人比我做得要更好"之类的自发意念。

认知心理疗法在治疗时有几个步骤。在进行过研究患者问题各个方面、确定治疗目标（例如：更好地控制自我情绪、调和患者与家人的关系、不要总把所有事留到明天做）等功能分析后，治疗师要让患者熟悉自发意念的概念。治疗师要教给患者如何找到比患者在遇到困难情境时出现的自发意念更加适当、更加理性、更加积极的替代意念。例如，在刻薄的评论面前，应该对自己说"我也不能让所有人高兴呀"，而不应说"人家不喜欢我"。上面这个阶段是第一个治疗阶段，它使患者能够更好地控制自己的情绪并激励患者审视自我。下一阶段的心理治疗工作旨在更新部分无意识的不当假设，比如"如果我把真实的自我展现出来，人们就不喜欢我了"。经过这一阶段后，患者可以重新审视他的信念，这使得他本来过于僵化或过于绝对的图式更加灵活化了。此外，鼓励患者依据行为治疗方式尝试建立新的态度也很有用。

认知行为疗法近来也取得了其他发展。当代心理学家杰弗里·杨（Jeffrey Young）建立了图式疗法。他在治疗方法中融入了精神分析的某些成果，尤其是在儿童期心理发育方面，他的疗法主要涉及人格障碍，他认为，不良功能运作图式被过早地建立起来并在一生中不断强化。这些图式由回忆、情绪、意念和身体感觉所组成并分为五类表现形式：分离与拒绝、自主性与业绩、弱化限度、缺乏节制、受人支配、过度警觉和抑制。正面这些不当的适当方式决定了患者对事物的反应，并且将患者引入持续的苦恼和痛苦中。图式疗法通过程度不同的直接对话使患者意识到改变适应模式的必要性。

EMDR（Eye Mouvment Desensitization and Reprocessing）疗法（眼动脱敏与历程更新疗法）被认为与行为疗法比较接近。这是一种通过目光移动脱敏和对信息进行重新处理的治疗方法。实施该方法时，患者沉浸于痛苦或创伤性回忆中，此时请患者的眼球跟随一个尖状物快速移动，以消除患者的消极情绪，在治疗过程中逐渐让患者联想到其他情绪。EMDR疗法是一个发展很快的新疗法，但是其有效性还有待进一步证明。某些研究证实了这种疗法针对创伤后有心理压力状态的作用。但是，这种争议尚存的疗法很难在治疗其他疾病时得到推荐。

"积极思维"流派主要存在于美国，它致力于以客观和科学的方式研究什么是个体快乐。与认知疗法相似，该疗法在心理治疗中也强调，解决患者的困难仍不足以让患者感觉更好。必须培养一些可以使患者快乐或给患者带来福利的情境、行为和意念，必须通过推理或激情，应该看到生活的积极一面：比如把半杯水看作满了一半，而不是空了一半。（知足常乐，而非完美）

各种认知行为疗法在治疗中有的是一对一进行的，有的是集体进行的。认知行为疗法治疗师的培训由各个认知行为疗法协会来组织实施，培训期为二至三年，培训水平也在逐渐接近其他心理治疗师培训的要求。培训内容主要涉及心理学理论和督导下的治疗实践，但是不包括对学员的个人心理治疗。

认知行为疗法如今发展势头越来越好，也获得了相应的学术地位并且开始进入医学院和心理学院系的课程。很多国家级和国际级协会也应运而生，它们通过组织日益增多的研究活动来改善治疗方法，研究治疗效果。所以，电影里驯兽师的心理治疗场景是对认知行为疗法的歪曲。

"在团体心理治疗中，人人都毫无隐私"

重负由群体共同承担则轻如羽毛。

——摩尔人谚语

患者们往往认为心理治疗最好是在两人关系下的私密环境进行，他们认为难以在很多患者面前坦陈他们的障碍，这是由于羞涩、担心被别人品评或者害怕面对比他病情还严重的患者。但是，很多心理治疗是以集体方式进行的。一个团体可以提供更多的人际关系动力，这有可能对治疗某些症状十分有用，效果也会更好。

很多个人疗法都可以适用于团体治疗。比如精神分析或认知行为治疗。有些疗法从诞生之时就是团体治疗方法，比如心理剧疗法和系统疗法。

"心理剧"（psychodrame）一词源自希腊语，psychê（灵魂、心灵）和 drama（情节，故事）：它的意思是把心灵转化为故事情节，或者说用故事情节表现心灵。

心理剧疗法的工具是舞台，即表演心理剧的空间。舞台应该足够大，足够空旷。心理剧可在一组患者的中间表演或者在围坐成弧形的患者们面前表演。

每次心理剧治疗分为三个时间长度相同的阶段：热身、演出、分享。每次治疗时间从 1 至 4 小时不等。

在热身阶段，表演组单独或者与患者团体一道进行准备。患者团体的成员相互结识，展开讨论。主持人确定当天的治疗主题和即将要表演的情境。他选择一位患者，告诉大家此次治疗重点研究该患者的问题所在。这位患者被称为主角。演出可以展示与同事发生冲突的情境或者儿时使得该患者受到伤害且阻碍其发展的情境。

演出一开始，首先要介绍时间、地点、情境和舞台上的表演者。配角、治疗师或患者都是从团组内选择出来的。替身是主角的第二自我（alter ego），他站在主角旁边或者主角身后，尽量讲出主角的感觉或主角未能讲出来的意念和情感，尽量确保他所表达的内容符合主角的经历。一旦每个角色被指定后，第一场演出就可以开始了。一般而言，表演分为三级或四级，每场持续 5 至 15 分钟时间。表演时的时间参考系可以是过去、现在或未来。主角在舞台中央，团组的其他成员观看表演。心理治疗师和主持人可以互换角色，一个负责主持，另一个担任配角或观察人员的角色。他们可以给主角制订台词，可以扮演与主角有关的各个角色或者主角的不同侧面（比如主角的某种疾病或者主角心理严父的形象）、扮演物品（比如主角不愿意离开的房间）、象征物（比如数字 12）。患者生活中重要的人可以由团组中的其他成员扮演甚至用某种物品代表。

分享是心理剧疗法最后一个阶段。每个演员都表达他们的感觉。没有参加表演的团体成员给出他们每人的个人印象。人们在两次治疗之间会产生某种心路历程，下次治疗开始时大家可以讲出各自的心路历程。

心理剧疗法是 J. 莫雷诺（Jacob Levy Moreno，1892—1974）创立的。应用这种治疗方法时，患者不仅说出其困难，而且还要把它们在舞台上表演出来，也就是再次经历一遍，这就会促使患者发生改变。

心理剧介于想象与真实之间，这就是其新颖性与力量所在。参与者切实经历了那些被视为虚拟的场景，这是一场游戏。团体疗法是一种关系疗法，它看重与现实生活中一样的社交网络。在社会中，每个人都扮演一个角色，同时，又保持着真实的自我，自我从他扮演的所有角色（父亲的角色、孩子的角色、配偶的角色、职业的角色等等）中脱颖而出。

心理剧疗法中会用到一些特别的技术。替身是主角的内心独白：他可以说出主角所思所想，但是他的话并不表演的一部分。另外一种技术是角色互换。在镜像技术中，主角处在观察者的位置，观察由一位配角模仿主角刚才表演所做的表演，主角因而有机会从客观的角度观察其自身游戏由他人所表现。

　　莫雷诺认为，心理剧的主要治疗因素是整合宣泄。一方面，患者高强度地重新经历某些具有强烈情绪色彩的场景（宣泄）。同时，他将自己的感觉或情绪与其他感觉和情绪进行整合，有时后者与前者还是矛盾的。另一方面，团体方式可以发展和改善患者之间的社会关系。团体成员同时既是共同治疗者，又是共同被治疗者。在集体活动中，正如莫雷诺所强调的，心理剧处理的是关系，心理现象并不存在于个体的头脑中，而是存在于将个体之间联系在一起的关系中。在莫雷诺看来，人类是世界的共同创造者和共同责任人。他的哲理思路是将对立物整合在一起的同时保留其差异性。对立物是主观与客观、想象与现实、情感与认知、身体与精神、言语与行动。对心理剧疗法的培训是通过参加心理剧团体进行的。想成为心理剧治疗师的学员应该首先成为某个治疗团体的成员，然后在一个有经验的心理剧治疗师在场的情况下担任共同主持人，最后要在有经验的心理剧治疗师的督导下自己独立担任主持人。培训为期四到七年。

在法国，心理剧疗法被迪迪埃·安齐厄（Didier Anzieu，1923—1999）等精神分析专家所应用，在应用时综合了弗洛伊德和莫雷诺的理论。另外，角色扮演的方法在心理治疗之外的领域（比如在教学、职业教育等领域）也有广泛使用。尽管心理剧治疗法是一种团体治疗方法，但是心理剧也可以运用在个人治疗中（个体心理剧或独角心理剧）。

家庭治疗或系统治疗是另一主要的大团体治疗流派。家庭治疗的目的是在家庭系统内理解患者或一对夫妻的苦恼，促进被治疗团体发生变化，尤其是帮助他们建立新的更好的心理机制。

一般而言，一个相对完整的家庭（有父母和孩子）、一对夫妻或一群组成网络的人们都可以接受此种治疗。治疗师首先提出一些有待验证的假设，随着治疗的进展，这些假设或被保留或被放弃。治疗可由一位或两位治疗师进行。两位治疗师在场时，一位在前主持，一位在旁观察。系统疗法师有时会求助于单向透光镜，第二位治疗师在镜子后面观察治疗中所发生的种种互动。

在系统治疗法中，治疗师的作用与在其他疗法中有所不同，甚至截然相反，因为他不是中立的，他参与到系统中，失去了客观立场，同时也不控制治疗过程。他的感情参与很强，在某些情况下，治疗师可以不同意某个或某些患者的说法，可以评判患者的意见。由于治疗师将自己视为系统的共同建设者，治疗师就承担了特殊的伦理责任。在系统治疗中，治疗师的目标是增进一个团体的福利而不是某个个人的福利。"多向偏护"概念是指治疗师轮流地与系统内的成员建立特别的联盟关系。家庭心理治疗学家 M. 埃尔卡伊姆（Mony Elkaïm）在《求助什么样的心理医生?》（*A quel psy se vouer*，2003）一书中写道："精神疾病是患者苦恼的唯一来源吗？如果不是，是否应该把治疗仅限于治疗师和患者之间还是将治疗扩大到患者所属的团队这个更大的范围呢？这两个问题是两个基础性的问题，因为它们既是家庭疗法及其临床实践的基础，又是其症状理论研究的基础。"

心理学家和精神病学家长期以来都预感到有必要通过考虑患者所属团队的情况来理解和帮助患者，直到一般系统论的创立者路德维希·冯·贝塔朗菲（Ludwig von Bertalanffy，1901—1972）后来为系统疗法流派奠定了基础。格利高里·巴特森（Gregory Bateson，1904—1980）和帕洛·阿图（Palo Alto）将系统论引入到精神疾病治疗领域，他们认为家庭或其他有组织的团体应该被视为一个整体加以理解，即被视为一个系统加以理解。因此，不应将个体看作孤立的，应该从他所属的系统中各主体之间的关系的角度去看待个体。

另外，系统疗法流派并不是从因果关系的角度看问题，而是从行动与反馈、从系统为获得稳定而使用的循环关系角度看问题。一个家庭成员根据其在系统保护中的作用而承担相应的功能：据此就可以对其症状进行新的描述。例如，父母一方患有抑郁症并有自杀经历可能会成为家庭的黏合剂，因为如果抑郁症被治愈，这个家庭可能就会破裂，尽管这种想法可能正确或错误。

系统疗法的一个关键概念就是进退维谷（double - bind，又译作"双缚"）。进退维谷是指患者接收到两个相互矛盾的信息，发出这两个信息的某人都是与他有亲密关系的人。患者无法知道他应该对哪个信息做出回应，也不知道如何处理这个情况。因此，他处在一个无所适从的状态。比如，一个人可能会用一种期待拒绝的语气提出一个要求。那到底应该接受他的要求还是按照他的语气拒绝他呢？摩尼·埃尔卡伊姆在他名为《如果你爱我，不要爱我》（*Si tu m' aimes, ne m' aime pas*, 2001）的著作中研究了一个进退维谷的案例，在夫妇双方中，一方要求对方表现更多的爱恋，但是同时又由于担心自己过于投入而在分手时过于痛苦而拒绝他要求对方所表现的爱恋。

一开始，巴特森和其他系统疗法学者强调进退维谷在精神分裂症患者家庭中的影响力。后来，他发现这种进退维谷并不是精神分裂症特有的因素，他在很多其他情况下也存在。

对于家庭系统疗法引起了许多解释和评论，并被反传统精神病疗法的流派所嘲笑。这个反传统精神病疗法流派认为这是让家庭在它的成员中指定一只替罪羊并让他癫狂。家庭的互动被指责为是造成精神分裂症的元凶，家庭疗法最初就是用于治疗精神分裂的。当然，这是一个错误的观点，因为家庭系统疗法并不是因果疗法，而是功能疗法。一开始，进退维谷现象被说成是精神分裂症的诱发因素，但是家庭系统疗法学者们后来又推翻了这一说法。在它们看来，家庭系统疗法是要找到家庭内部或夫妇之间的沟通机制，了解某些态度是如何维持或加重患者或夫妇的精神障碍的，而不是去解释家庭或团队的疾病或者困难。

家庭系统疗法的另一个重要内容是欲擒故纵。治疗师使用欲擒故纵的方法向团体或家庭证明他们行为的荒谬性，这有时会产生重要的治疗效果。例如，在一个怒气冲冲的威胁或即将投入行动的威胁面前，治疗师可以说："你去干吧!"

另一位系统治疗师杰·哈雷（Jay Haley，1923—2007）是策略疗法的创立者，他认为，症状是家庭问题的隐喻，使人看到家庭内部权力的冲突，特别是在由一位家长和一个孩子组成的代际联盟之间的权力冲突。在各种代际家庭疗法中，人们认为处在痛苦中的患者应该被放入代际传承序列中去研究。一个家庭可以通过某些来自其他家庭成员或祖祖辈辈的各项规则和规矩组织起来。此种疗法的目标就是告诉患者这些规则和规矩，以便他们将其个体化。

系统治疗师的培训要持续数年。这种培训以治疗实践为主，起初是共同主持治疗，随后是督导下治疗。系统治疗培训机构和某些高等院校里也组织相关培训。

系统疗法的一个变量是个体系统疗法，这种疗法主要用于当难以把家庭成员集合在一起时，但是它仍然使用同样的治疗体系。系统疗法是建立在系统论基础上的，同时还有很多建立在其他理论基础上的团体疗法，其中主要是家庭精神分析疗法和团体认知行为疗法。

　与个体疗法相比，团体疗法的优势在于往往是为因其疾病和相应后果而在社会上处于孤独状态的患者创造一个关系网络。团体为沉默寡言的患者提供讲出他们的困难和与其他患有同样障碍的人们进行交流的机会，同时可以形成非灾难化的效果。团体疗法创造了一种教学环境，患者可以从团体内的其他患者处获得信息和经验，可以通过互相模仿进行真正的学习，以此获得更大的治疗效果。治疗师往往会为患者们或者患者家庭组织谈话小组，这种谈话小组不是心理治疗性的，而是心理教育性的，它们有助于患者表达自身困难并为自身问题找到答案。最后，团体治疗也是有经济效益的，因为一位治疗师可以同时治疗多位患者。

心理治疗师不接待患者家属

家庭疗法很好地诠释了患者家人在治疗中的作用，让患者家人参与治疗对患者是有好处的。这就是为什么后来每个主要的心理治疗流派都发展出请患者家人参与治疗过程的团体疗法或家庭疗法。

在个体疗法中，心理治疗师对患者家属的态度各有不同。不同患者和不同治疗师在决定是否需要与家属交谈或会面时要根据个案处理。

原则上讲，某些心理治疗师不愿意与患者家属有任何接触，他们认为这会干扰心理治疗，破坏患者对治疗师的信任，对医患关系有害。心理治疗师在被他的患者要求去治疗患者家人时也有这样的考虑。如果您对自己的心理治疗师感到满意，您希望他也为您的一位家人治疗。在给心理治疗师您的家人的联系方式前，请先设想一下这位心理治疗师的处境。如果您和您的家人发生了冲突，您就可能会抱怨您的心理治疗师失去中立性却去帮助了您的"头号敌人"。两个关系很近的人的关系、两个家庭成员的关系、夫妻之间的关系、朋友之间的关系也会干扰治疗。

保守职业秘密要求心理治疗师不能把治疗中获得的信息透露给第三方，哪怕该第三方是患者家人或朋友，这是治疗师和患者之间建立信任的基础，否则患者会感到他们的心理治疗师在搞两面派。

但是，有时患者最亲近的人所了解到的关

81

于患者疾病的信息或者向医生提供其所不知道
的信息又是非常有用的。这在儿童治疗中就不
是问题。还有患者的家人有时会要求得到应该
对患者采取何种态度的建议。在上述两种情况
下，治疗师最好和患者及其家人一同会面，这
样患者可以知道治疗师和他的家人都说了什
么，避免产生自己被治疗师背叛的印象，同时
也可以避免产生自己的家人"操纵"了自己的
治疗师的印象。这既是分寸拿捏的问题，也是
需要特殊对待的问题。

"有多少心理治疗师，
就有多少心理治疗方法"

> 各种心理治疗方法之多就像宗教或政党林生：
> 人们对它期待越少，日子过得就越好。
>
> ——罗兰·雅卡尔（Roland Jaccard），
> 《彻底犬儒主义者词典》，1982 年

时至今日，已有百余种心理治疗方法存世。某些心理治疗方法又派生出其他心理治疗方法。这一趋势从精神分析甫一诞生就开始了。弗洛伊德的门徒、弟子们、传承者和背离者共同参与并丰富了诸多至今仍在使用的心理治疗方法。

其他类型的心理治疗方法在大学中较少讲授，对实

施这些方法的心理治疗师的培训并不总是纳入规范。各
种人本主义心理治疗法或相似疗法尽管没有像其他疗法
那样被广泛使用，但是它们中的某些疗法还是有自己坚
实的理论和实践基础的，也因而被公众所知晓。这些方
法最初是以个体为单位进行的，后来逐渐开始进行团体
治疗。有时，企业为了发展员工福利，会将某些心理治
疗方法作为管理工具来进行人员培训，在企业内负责消
除紧张情绪的人员有时也会实施这些心理疗法。

格式塔（Gestalt）疗法往往被简称为格式塔，这是
一个德语词，意为"完形"，这种疗法也被视为"人本
存在主义疗法"。格式塔疗法重心放在关系上。心理治
疗师不是中立的，他亲自以不同程度参与治疗，与患者
建立某种联系。这种"共同建构"的目标就是建立优质
的关系，使得治疗师在患者的改变过程中发挥支撑
作用。

格式塔治疗的会面频次、价格、时长由患者和治疗
师共同决定，患者改变的目标在治疗的最初阶段确定。

格式塔疗法既有个体治疗，也有夫妻治疗和团体治疗等形式。

格式塔疗法的分析对象是患者与其当前环境的互动，因此被视为"现时现地的心理治疗法"。

在其建立者弗里茨·佩尔斯（Fritz Perls，1893—1970）看来，我们对我们所处的环境的认知既不是中立的，也不是客观的。格式塔疗法并不仅仅借助语言，开发对"身体觉知"的关注使得患者能够发现他自己一直没有发现的感觉。心理治疗师会向患者提出一些具体的指令以便患者形成新的经历。

格式塔治疗师们广泛采用的放大方法可以更清晰地观察各种现象。治疗师可以要求患者全力表达出他的愤怒感。在该疗法使用的其他治疗技术中，最著名的是空椅疗法。患者坐在一把椅子上，想象一个坐在面对着他的空椅子上的对话者，比如和他有矛盾的父亲。他直接对着假想的父亲说话，随心所欲地说出他想说的话，然后他可以变换位置和角色，由此进行一场想象中的对

话。患者的对话者可以是一个人，也可以是一种抽象物
（比如自由）或者自己身体的一部分。

格式塔治疗师需要接受培训和定期督导。各国的培
训做法不尽相同，但是目前业内正在努力统一培训做
法，以便保证培训质量并使其具有可比性。

埃里克·伯恩（Eric Berne，1910—1970）创立的
交互分析疗法是三个理论的研究结晶：人格理论、沟通
理论、发展理论。它也是一种人本主义心理治疗方法。

交互分析治疗师应该与患者建立宽容的、保护性的
和强有力的关系。交互分析要面对面进行。在治疗中，
既要保证有助于促进情绪表达的隐私性，又要保证令人
感到放松的中立性。在进行团体治疗时，必须要有一个
可以灵活利用的场所，可以保证每个主角之间的距离是
令人舒适的。

在治疗合同中，应该事先确定治疗时间、会面次
数、费用、地点和日期。会面节奏可以是每日、每周甚

至每月，每次会面的时间长度也是可变的。团体治疗时，每次治疗可持续一整天时间。治疗合同以实现患者所希望的变化为目标，比如更好地与他人沟通、走出情感纠结、改变职业方向等等。

交互分析疗法的一个主要概念就是"自我状态"，自我状态就是一种思想与感觉一致的系统，该系统借由一套相对应的行为模式向外表现出来。对患者的用词、语气、态度和面部表情进行仔细观察有助于明确他所处的自我状态。各种自我状态有助于患者理解自我与自己和自我与他人的关系。

伯恩论述了三种自我状态：父母自我状态、成人自我状态和儿童自我状态。

父母自我状态描述的是过去的很多情况。我们都有父母或者父母型人物，我们把他们的行为模式加以内化。每个人都有"控制的父母自我状态"（进行积极或消极的批评）和"养育的父母自我状态"（过度保护、充满关爱、适当倾听）。

儿童自我状态包括"自然儿童自我状态"（低龄儿童的情感经验）、"成人儿童自我状态"（与其年龄相符的认知）、"父母儿童自我状态"（可以获得承认和爱的生活规范与表征）。

自我的成人状态观察外部世界并按照另外两种自我状态的要求行事。交互分析疗法的治疗目标就是发展自我的成人状态并为其祛除污染，因为自我的成人状态是唯一可以有效在自我的父母状态和儿童状态之间介入的力量。交互分析治疗师的培训要满足国际交互分析协会所确定的各项标准。这些标准在各国都是一样的。

神经语言程序疗法（PNL）在主要欧美国家的个人发展和企业内部培训中应用。该流派是20世纪70年代语言学家约翰·格林德（John Grinder）和数学与计算机专家理查德·班德勒（Richard Bandler）创建的，之所以如此命名是因为我们的行为、决定、行动都是由部分无意识的学习所决定的。

在神经语言程序疗法的创立者们看来，所有人都能够成功，而且每个人都拥有助他成功的创造性潜力资源。

治疗是面对面进行的，治疗师是治疗过程的引导人。治疗师也被称为程序设计人或治疗促进者，他应该积极帮助和引导患者。好的神经语言程序治疗师应该能够建立一个稳固的患者关系（rapport），这是良好分析、解释和梳理问题的基础。

治疗师可以通过各种沟通途径与患者同步，以便建立良好的医患关系，这需要研究这种关系的非语言特征（模仿、姿势、动作幅度）和准语言特征（嗓音音量、讲话速度）。

在治疗中有诸多可用技术。我们在此只能极为简要地给大家介绍一些应用最广的技术。每个人都是逐渐建立自己的世界模式的，但在建立过程中往往由于非理性方式而建立了扭曲的世界模式。更新患者解释世界的体系（根据其世界模式来曲解、归纳和筛选）有助于促进患者发生改变。因此，面对无法克服的暂时性困难（比如和同事发生了冲突），患者可能会归纳为"我和任何人都没法和睦相处"，而不是去审视这一冲突是偶然事件还是规律事件。心锚技术之所以有效，是因为人们总是有把一种感觉与一个记忆或一个意念结合起来的能力。治疗师帮助患者建立新的此类结合，患者们因而学到了在特定环境下如何做出适当的反应，例如，把看到杂乱无章的办公桌（已经成为"心锚"）与决心把它收拾好的坚定感觉联系起来。重新框视技术旨在赋予患者所面对的情境、事实或事件一个不同于以前的意义。比如，以前患者将失败视为无能，通过治疗，他可以将其视为自我调整转向一个更有意义的目标的机会。过往重构技术是指重构过去经历过的情境，同时提出一个与当时不同的应对方案。神经语言程序疗法的培训由理论培训、实践培训和执业过程中的定期督导组成，被培训人也要接受自我治疗，一部分自我治疗要采用神经语言程序疗法。神经语言程序治疗师也被建议去了解其他心理治疗方法。

瑞士精神病学家路德维希·宾斯万格（Ludwig Binswanger，1881—1966）建立了存在主义分析疗法，也叫"此在分析疗法（德语：Daseinsanalyse），这种疗法的目标是根据人的情感语调结构、人与时间、空间和他人的关系在人与世界的关系中让患者认清自己。与其他心理治疗方法相反，这种疗法理论认为，思想的内容不如思想的结构重要。因此，抑郁症被视为患者所经历的时间的某种停滞，而不是过度忧伤。治疗师实施的是理解策略，而不是解释策略。治疗师通过重构患者有可能有缺陷的私人世界进入到与"周遭世域"（公共世界）相对的患者之"自有世界"。心理治疗师的目标就是重建患者进入周遭世域的途径。

在美国非常盛行的个人中心治疗是美国心理学家卡尔·罗杰斯（Carl Rogers，1902—1987）创立的，故而它也被称为罗杰斯心理治疗。罗杰斯认为该疗法的理论基础是：心理帮助关系是一种宽容的、结构严谨的关系，有助于患者理解自身，对自身一定程度的理解使得患者向新的方向前进。这种假设有一个天然的也是必然的结果：在治疗中所使用的所有技术都应该促进这种自由和包容关系的发展，有助于患者加深对自我的理解并走向采取行动的方向。

治疗会面的频率可根据治疗进程和患者情况进行调整，可以每周2—3次或每月一次，甚至每两个月一次。治疗的时间长度可长可短，这要看患者是希望自己的变化幅度大一些还是只想解决某个暂时问题。

治疗师对待患者有三种态度：真诚、无条件积极关心和接受、共情性理解。

真诚：要求治疗师要如实表达自身感受和态度，与患者建立真诚关系。治疗师不是在演一个角色，不是假装，而是应该完全表达真实的自我。

无条件积极关心和接受：患者并未受到治疗师的评判，而是得到了他的倾听和理解。治疗师承认患者的价值观，不管患者做了什么。治疗师就按照患者所说来无条件地对患者的整个人格给予好评。这种态度使得患者接受自我。

共情性理解：旨在最大程度地感知和了解患者的价值观、情绪和认知基础。治疗师要能够身处患者的位置，但又不被患者的情绪或解释所感染。

个人中心心理治疗是建立在诸多重要理念基础之上的。每个人自身都有促进健康和创造性增长的潜力。每个人都试图使这些潜力与时俱进，以便满足其机体的需求，比如书写、旅行、自愿从事慈善活动。这一与时俱进的趋势涉及患者为自我实现而产生的所有生理需求和社会需求。这些需求有时会以不正常的方式表现出来，或者被环境乃至患者自身的意识所阻碍。

当前的情况是经验形成的情况。这些经验组成了不一定符合患者目标的现实和基础：例如患者偏爱外向型的事业，但夫妻生活却令人窒息。自我的特点是其动态性，它是一个永续建构和重组的过程。自我同时也是行为的调控因素。有必要将自我和自我的形象区分开，即把存在意识和行动意识区分开。最后，还有理想的自我，它将人希望拥有的所有特点都集中在一起。一个健康的人，他的自我和经验应该是和谐的。

罗杰斯对人性本质的看法与卢梭一致，认为人性本善，人的最终目标是将其所有潜力平衡地现时化。

当患者开始建立或重建其经验和其自我的和谐过程时，就会产生诸多有益的结果：向经验（向自我）、向其反应以及向其他人更多的开放，更大的自信心，更具有生存的发展。治疗的目标是促进患者向"充实生活"发展。这种发展对正在经历感情破裂的患者、由于难以与他人建立联系而感到巨大孤独的患者、对自己的职业和感情生活感到不满却又无力改变的患者都是有效的。

个人中心以人为本治疗已在全世界得到应用，同时，它在心理治疗之外也有颇多应用，比如在提供就业导向的社会工作领域以及在教学、学生心理学、成人教育、人事管理等领域。

由两位美国现代精神病学家杰拉德·克曼（Gerald

Kerman）和米尔纳·维斯曼（Myrna Weissman）发展起来的人际心理治疗最初应用于抑郁症治疗，近年，该疗法逐渐扩大了适应症范围，进入善饥症、精神因素生理病变和边缘性（borderline）人格障碍等问题的治疗领域。这是一种简便、目标有限、使用一种效果已经得到确证的医学模式的治疗方法。治疗通过 12 至 16 次治疗会面完成，每周进行一次面对面治疗。治疗目标是消除症状，增强患者的自信心，促进患者发展出有效的人际关系策略。由于治疗时间短，这种疗法并没有将深度重塑患者人格作为自己的目标。人际心理治疗更多地针对解决较近时段造成的抑郁主题冲突，比如令人悲怆的葬礼、难以接受的生活变化（结婚、离婚、退休）、人际冲突（夫妇矛盾、职场关系困难）和人际困境（社交孤立）等。

治疗过程分为三个阶段。初始阶段，治疗师通过研究患者的社会活动、与他人关系、与他人建立关系的方式、患者的期待或抑郁原因来建立一个人际问题列表。在患者人际关系中任何新近的变化都将记录在列表中，以便确定心理治疗的目标。

在中间阶段，根据抑郁症症状确定将哪些问题作为治疗目标，比如降低社交孤立程度，就某个争执重新协商。

各项目标达到后治疗就进入了结束阶段。该阶段旨在促进患者自主自立。

各种各样的心理治疗方法不胜枚举，它们或是关注心理治疗过程中的某个方面、某个特定目标，或者从某种已经存在的治疗方法发展演变而来。同时，如雨后春笋般出现的新疗法经过治疗结果和时间的涤荡后也实现了优胜劣汰。

"心理治疗是纯粹的脑力劳动"

> 思维以无法解释的方式作用于人体；而人可能就是大宇宙体的思维。
>
> ——弗朗索瓦－勒内·德·夏多布里昂，
>
> 《基督教真谛》，1802 年

各种心理治疗方法往往被视为一个基于智能而非基于情绪或身体感觉的理解、澄清、解释过程。对于某些心理治疗流派而言，人本身是一个整体，不应将不同部分割裂开去看待，此类心理治疗流派中具有代表性的有：催眠疗法、放松疗法、心理身体疗法、身心和谐意识疗法和沉思疗法。

大家都知道"催眠"一词。催眠师的形象在电影或小说中都曾多次出现。

　　催眠疗法往往被视为一种无需患者花费任何力气的魔法疗法，它既令人担忧，也令人着迷，吸引着人们的好奇心。有的人梦想被催眠，以便神奇般道出全部痛苦；有的人则担心被催眠师所控制；还有的人甚至觉得自己不可能被催眠，认为催眠术只是戏法而已。

　　催眠疗法是应用催眠术进行治疗的疗法。催眠在古埃及和古希腊时代就被用于治疗了。近现代以来，詹姆斯·布莱德（James Braid，1795—1860）于1843年首次将催眠术用于麻醉。19世纪末开始盛行的很多现代治疗技术也都用到了催眠术。南希流派的主要代表人物希波利特·伯恩海姆曾经把他的治疗方法称为医疗催眠法。弗洛伊德是第一个将催眠术用于探索无意识的人并且创立了精神分析法。早在1923年，皮埃尔·雅奈（Pierre Janet，1859—1947）就不无预见地宣称道："催眠术的衰亡……只是心理治疗史上的一个暂时现象。"确实，为心理治疗而实施催眠从20世纪中叶以来逐渐复兴，这要特别感谢天才的心理治疗专家米尔顿·埃里克森（Milton Erickson）。对埃里克森催眠术的培训由米尔顿·埃里克森研究所承担。

催眠疗法的目的是将患者置于治疗师的影响之下。这需要治疗师和患者之间建立良好的信任关系，因此，催眠疗法的成败几乎完全取决于双方之间的相互影响。催眠疗法师的能力一方面要建立在其人格基础上，另一方面也要建立在扎实的培训和长期执业经验的基础之上。如果信任关系没有建立，治疗就无从谈起。另外，如非本人自愿，任何人都是无法被催眠的，这点请大家放心。

米尔顿·埃里克森认为，催眠治疗应分三步走：同意、固恋、暗示。

同意是指在开始一项治疗或决定某一事项时必须获得患者同意。要想进入催眠状态，治疗师在每位患者身上都要运用一个改变患者意识状态的特殊感官渠道：这就是固恋。催眠状态是处于觉醒状态和睡眠状态之间的一个特殊心理状态，在该状态下，患者对暗示会特别敏感。

失去自控的催眠状态首先是一个主观体验。患者身处在越来越大的集中状态中，失去了对外部刺激的接受能力。他的注意力被治疗师通过暗示导向了某个内在现象，也就是他要表达出来的信息。他的身体处在一种嗜眠状态或伴有轻盈感的深度放松状态。一般而言，在催眠状态下，脉搏、呼吸、血压都会减慢和下降，但是各种反射依然存在。

催眠状态可以"全面"动员患者，改变其思维习惯，促进患者出现创造性。这是治疗师要创造有助于患者意识和无意识互动的气氛。催眠状态使得治疗师能够通过干预来提高患者的反应性。

失去自控的催眠状态可以自发引起（自我催眠），也可以由患者所接受的一系列外部刺激所引起。

现在已有数十种使人进入催眠状态的技术，其中并无好坏之分，只有适合还是不适合某位患者心理状态之分。有时，催眠治疗时要使用某种带有些许指令色彩的方法，渐进的、梦幻的做法也更为适合。实际上，利用人类生理现象实施催眠十分有效，比如利用呼吸："您的呼吸是平和的，您的呼吸节奏正逐渐减慢，此时您的放松程度会越来越深。"治疗师的这种建议只是描述了一个生理现象，而一个患者把将要发生的事情信以为真。于是患者变得非常合作并且快速进入催眠状态。治疗师应该关注在这一阶段中患者所表现出来的体征，比如眼皮的抖动频率或频繁的吞咽口水动作。此时治疗师要把这些体征纳入他的诱导语言："您的眼皮在动，您感到需要更快地吞咽唾液，这些都表明您很快就会进入催眠状态了。"更一般地说，可用"错乱"技术让患者的分析理性思维不断"感到意外"，以期逐渐消除患者的阻抗。例如，催眠疗法师要求一个患者先想自己的右脚，然后很快再想自己的左手，再然后很快又去想他父亲眼睛的颜色等等。如此，患者的头脑很快就超负荷运转，从而更愿意进入治疗师所要他达到的放松状态。

治疗师与患者的关系在催眠治疗中至关重要。治疗师应该尽最大努力"关心"患者。有必要通过事先的对话了解患者的全部偏好和抵触，并在诱导患者进入催眠状态时和在整个治疗过程中利用这些因素。催眠治疗师应该非常了解人类心理并接受过长期催眠疗法培训。这样他才能帮助那些患有顽固疼痛、口吃和各种恐惧症的患者……医师的建议可以是直接的：比如让有电梯恐惧症的患者坐电梯；暗示也可以是间接的：比如在患者进入催眠状态时让他念一首诗，以此提示口吃患者他有能力正常地讲话。

与催眠疗法不同，各种放松疗法的目标是让患者心理上和身体上得到放松，使患者静下心来实现自我控制。实施放松疗法的方式多种多样。J. 舒尔茨（Johannes Schultz，1884—1970）创立的舒尔茨技术（也叫"自律训练法"）给患者提供一系列特定的心理练习。该技术的目标是使患者的思想和身体都处于休息放松状态以达成一种完全脱离个人的状态。这种治疗技术涉及六方面练习：重量感应；温暖感应；心脏调整；呼吸调整；腹部温热；额部发凉。

埃德蒙·雅各布森（Edmund Jacobson，1888—1983）创立的雅各布森技术假定情绪和肌肉紧张程度之间存在某种关系。该技术的目标是通过了解在肌肉一张一弛时人的感觉差异来降低人的肌肉紧张程度。治疗时要依次在患者身体的不同部分上进行各种肌肉张弛练习，同时伴以呼吸练习，目的是了解完成某个身体行动所确实需要的肌肉收缩。

放松所追求的效果就是了解患者的身体并使患者达到一个在身体上和心理上都放松的状态。放松状态是焦虑紧张状态的相反对应之状态。因此，上述各种放松疗法主要用于焦虑症患者和无法自我放松的患者。

各种心理身体疗法都重视身体研究，它们之间差异很大，有的非常严肃认真，有的则简直荒诞不经。

乔治·格洛戴克（Georg Groddeck，1866—1934）和桑多尔·费朗茨（Sandor Ferencz）两位精神分析专家

强调身体语言的作用。身体是了解无意识内容的一个途径。身体语言便利了无意识内容的意识化。在他们的治疗实践中，肢体行为总是伴随着心理活动内容。例如，在一个身体练习的过程中，患者的腿开始颤抖，而此时患者正在心理治疗的作用下回忆起儿时受到伤害的一个情景。

威尔海姆·雷奇（Wilhelm Reich, 1897—1957）和他的学生亚历山大·洛温（Alexander Lowen）创立了生物能量分析疗法。雷奇用"肌肉盔甲"来说明肌肉紧张和心理机制之间的关系。其身体干预方法主要运用对收缩的肌肉系统施加压力的技术，以此放松紧张的肌肉。心理身体疗法与精神分析疗法关系密切，心理身体疗法将身体的实际经历置于治疗的核心位置，创立了一些特有的概念。个体构成一个不可分割的整数，任何心理事件都有其身体表现。对基本需求的压抑会导致或加重抑制兴奋的肌肉紧张。这种疗法通过肌肉放松来释放被压抑的情绪，实现基本需求，解决无意识冲突。因此，一位在异性面前局促不安、表现羞涩的患者会通过重新经历他在这些尴尬时刻所体验到的身体感觉了解到他的心理障碍与他曾经被羞辱的儿时经历有关。

生物能量分析疗法也有诸多流派和不同做法。国际生物能量分析研究所是其主要组织，总部设在纽约，在全球拥有 1500 名会员和 54 个学会，但是目前尚无全球统一的培训规范。

身心和谐意识学（sophrologie）疗法开始流行的时间并不长。这个词可追溯到古希腊哲学家柏拉图的《对话录》，他使用 sphrosunê 一词来表示精神上的平和、节欲、安宁。1960 年，哥伦比亚神经精神病学家阿方索·凯瑟多（Alfonso Caycedo，1932 年出生）从中得到灵感并从下列三个希腊词根中创造了 sophrologie 这个词：sos（和谐）、phren（精神、意识）、logos（学科或理论）。所以，身心和谐意识学（sophrologie）就是研究使身体和精神保持和谐的意识的科学。该疗法的目标是促进个人的解放、平衡，认识和把握自我，因而是一种与放松疗法相近的疗法。

身心和谐意识学治疗师在治疗时希望改变意识的层

级。治疗师通过温柔、单调、没有顿挫的语音帮助患者
从一个正常的警觉状态进入到一种半睡眠状态。与催眠
术相反，此时患者仍有意识。该疗法建立在三个原则之
上：寻求身体和精神的和谐；开发过去、现在和未来的
积极方面，更好地发展人的能力；正确看待事物，使患
者的思维和行动更加现实。其治疗技术的基础是呼吸和
放松练习，运动和精神显形。

　　各种心理治疗方法常常会使用之前在其他环境下运
用过的古老方法。比如佛教徒的禅定或古希腊斯多葛主
义者所倡导的对现时的沉思。沉思主要用于消除压力。
患者应该明确其对现时的关注，同时又不评判其价值。
沉思意味着接受和不做评判。患者意识中的各种现象
（比如感知、认知、情绪、身体感觉等等）都受到非常
密切的关注，但是并不做出任何评判（好坏、正误、健
康或不健康、重要或无意义等）。所以，沉思就是不加
判断地对我们意识中闪现的、连续的内部和外部刺激流
进行观察。另外，沉思会产生身体效果，往往会实现身
体的放松。

沉思可以作为传统认知行为疗法的补充并且能够改善该疗法的治疗效果。

各种建立在放松、身体、改变意识状态基础上的治疗方法与其他建立在对患者心理现象进行客观研究的治疗方法相去甚远。但是，这两大类研究方法仍然具有互补性，可以联合或先后在你我这样的"理性动物"上加以应用。

应当与心理治疗师谈性问题

精神科医生有时被丑化为性偏执狂。他们中的某些人认为所有的精神障碍都与性有关，更有甚者，认为患者前来就诊和接受心理治疗就是因为有性问题。有的心理治疗师为了获得解决患者问题的能力甚至专门接受过性学培训。实际上，性表现往往是整体的一部分。例如，抑郁症会造成力比多降低，但是随着抑郁的消除，力比多也同步恢复。

一般而言，如果患者不主动提及，心理治疗师是不会提及涉性问题的。但是患者也无需在谈及性问题时有所顾忌，心理治疗师愿意与患者就这些问题进行交流。他们必须保守职业秘密。因此，患者可像谈其他问题一样畅所欲言，无需担心隐私被泄露或心理治疗师会对他的性行为进行评判。实践表明，经过几次会面，患者和治疗师之间建立起信任关系后，患者才敢于谈及更为隐私的话题。

"所有心理治疗方法背后都隐藏着某种哲学"

> 跟这些自以为掌握了一把钥匙就把你的作品当成锁头摆弄个没完没了的人有什么好说的呢?
>
> ——朱利安·格拉克(Julien Gracq),
>
> 《首字花饰》,1967 年

各种心理治疗方法的特点体现在它们对症状或精神疾病原因的假设、相应的治疗技术、治疗师的态度和这些治疗方法重点关注的患者特征等方面。

但是,从更高层次和潜意识层面看,每种心理治疗方法都是建立在不同的哲学假设、世界观和人类观之上的。对患者福利和平衡的探索就是对人生哲学的探索。拉康的女婿、精神分析流派领军人物雅克-阿兰·米勒

（Jacques-Alain Miller，1944 年出生）曾经写道："成为拉康流派的一员，与成为斯多葛主义者或伊壁鸠鲁主义者有些类似，就是必须要形成一个对这个世界的伦理立场。"

当代欧洲哲学家皮埃尔·哈多（Pierre Hadot）在一篇为《精神医学、人文科学和神经科学》（*Psychiatrie, Sciences humaines et Neurosciences*，2003 年）期刊所撰写的文章中很好地阐释了古代哲学流派及其与各种心理疗法的联系："哲学本身，即哲学生活方式，不再是分为几个部分的理论，而是一个融汇逻辑、物理和伦理的单一体"。他还写道："哲学最早就是以一种焦虑治疗法的面目出现的"，因为焦虑主要与对死亡的恐惧有关。弗洛伊德本人也阅读了大量哲学著作，受到了开启 19 世纪末悲观主义先河的哲学家叔本华的影响。此在分析方法（Daseinsanalyse）就是直接源自一个哲学流派：现象学。因此，实施此种心理疗法要求有非常扎实的哲学基础培训。另外，很多认知治疗的概念和实践都源自斯多葛主义。

美国当代心理学家梅塞尔（Messer）以文学体裁为标准将人类观和世界观分为四个不同的视角：悲剧视角、小说视角、讽刺视角、喜剧视角。

行为疗法就属于"喜剧"视角。此类疗法相信生活中存在幸福，认为横亘在人们前进道路上的障碍都是易于跨越的。治疗中的困难一般都来自外部或者都是可以克服的。这些疗法旨在快速解决患者问题：患者的病史应该能够快乐地终结，就像在美式喜剧中那样。

精神分析疗法就属于悲剧视角，与喜剧视角正好相反，此类疗法相信内在决定论，认为人类被其没有意识到的且其中一部分尚具破坏力的力量所控制。所以冲突的化解始终是艰难和痛苦的。实际情况比表面看上去更糟。患者经历着情绪与义务的痛苦冲突，他应该接受由自身境遇所决定的各种局限，因为这是难以改变和改善的。

格式塔疗法和罗杰斯疗法等属于小说视角，认为生活是不无冒险性的求索过程，人性本善，所以这些疗法重点关注对未知和神秘的探索与征服。治疗应该有助于实现人类体内隐藏的全部潜能，开发能够把我们和他人联系起来的关系，并且还应该使人敢于承担风险。治疗是为了增加快乐和温情，找到生活的意义。

讽刺视角就是各种系统疗法的视角。各种幻想被用幽默的方法戳破。各种悖论、矛盾、借口均被超脱地并保持一定距离地揭示。对安全的需求、过去和习惯的影响都要比对改变的需求更大。心理治疗用讽刺的方式揭示了我们的语言、态度、动机中被隐藏的一面。

随着各种心理治疗方法的发展和对其治疗机制研究的日益深入，人们就越来越不倾向于仅仅使用一种心理治疗方法来进行治疗，因为这有可能限制治疗的角度。哪种心理治疗形式敢于自称掌握唯一真理？哪位心理治疗师敢说自己能够理解和帮助所有患者？

某些心理治疗师将自己囿于单一的人类观和自己对精神困难的唯一解释，他们希望不计代价地让他们的患

者及其心理进入一个预先设计好的固定格式中：俄狄浦
斯情结、进退维谷（双缚）、放弃假定，等等。将患者
的问题或某种疾病归结为一个程序或一个机制，无论其
如何贴切，都会有所缺陷。但是，这些建立在心理治疗
理论基础上的捷径确实可以被称为启动某种改变或改善
的切入点，这就是它们的主要价值所在。

兼收并蓄的整合疗法现在应用越来越广，它旨在从
各种视角、使用所有可用的概念和规范的治疗方法去解
决患者的困难或障碍，在治疗计划中也要根据患者的变
化运用不同的治疗技术。这样做有助于从多方面观察患
者，对患者实施开放式的治疗方法。在某个症状面前，
认知学派的观点、系统疗法的观点和精神分析法的观点
不尽相同，有时南辕北辙，有时相辅相成。与此同时，
患者也越发精明，在接受某种疗法一段时间的治疗后转
投他门继续治疗的事情并不罕见，甚至有的患者在同时
接受两种疗法的治疗。

每种心理治疗方法都会重点关注各种人格障碍的一

个方面，并提出治愈该方面问题的方法。但是，它们都有与古代先贤理想十分接近的多项目标：追求内心安宁、自主自立和更加客观与不受羁绊的人生观与世界观。每种治疗方法、每位心理治疗师都秉持着某种人类观和生活哲学，它们决定着心理治疗的特点，因此，在选择心理治疗方法和心理治疗师时需要考虑这些因素。

心理治疗的适应症与过程

"所有人都应该接受心理治疗"

> 对自己了解得越少，就过得越好。
>
> ——克莱蒙·罗赛（Clément Rosset），
>
> 《远离自我》，1999 年

"心理学能包打天下吗？"在生活中遇到各种困难（比如感情破裂、职场挫折、葬礼、搬家等等）都要去看心理医生吗？确实，心理治疗在当今是无处不在。几乎什么事情都要去问心理治疗专家们的意见，让他们做出解释，给出答案。一旦某人的行为显得有些奇怪，人们很自然地就会去问心理治疗专家们的看法。在所有媒体和报刊上，心理治疗专家经常被特邀去解读和分析花边新闻、时事新闻甚至某些政治家。女性报刊总少不了心理师专栏，心理治疗专家们的某些建议还会鼓励受众

119

在精神障碍持续存在的情况下去看心理医生。

心理治疗的适应症问题可以从整体考虑，也可以从精神疾病的不同种类入手区别看待。面对所有心理疾病，会引起某种消极感和挫折感反复出现的困难，所有令人苦恼或感到无能为力的困难，心理治疗都可以提出应对措施，缓解患者症状，促进患者接受现实和发生心理变化。当患者无法自我排解苦恼时，他或他的家人、朋友就感觉有请专业人士干预的必要了。

那么，有必要经常求助于心理治疗吗？在治疗过程中应该期待解决所有问题和所有心理不适症状都消失吗？心理治疗能够医治所有精神疾病吗？上述问题的答案显然都是否定的。求助者应该向心理治疗师（最好是心理医生）咨询某一心理治疗方法的适应症有哪些，因为在深入评估患者心理状况后方可决定需要运用何种心理治疗方法。如果患者没有经过这一阶段而直接去看某一流派的心理治疗师，那么后者有可能会优先建议患者接受他所掌握的治疗方法，而不是充分、客观、全面地了解患者的病情再把患者转到更加适合的心理治疗师那里去。另外，在瑞士、德国和英国等国家，精神科医生或全科医生承担着上述评估和转诊的任务，心理医生或心理治疗师所施行的心理治疗也都由医保体系承担费用。

负责转诊的医生应该考虑患者的要求。对于希望了解自己过往的患者，精神分析法更加适合；对更愿意了解现时现地情况的患者，各种认知疗法更加适合。某些患者对自己想要接受的心理治疗方法也会事先有一些想法。互联网普及之后，患者可以了解到更多信息，同时他们的要求也越发细化。但是，患者并不确定他们的期待是否现实，也不确定他们对自身困难的自我诊断是否正确，他们也没有足够明确的偏好哪种治疗方法的想法。各心理治疗流派的网站和著作都会为自己的流派扬长避短，有时会使人产生错误的希望或者接收到不够客观但又称不上谎言的信息。越来越多的心理治疗师甚至在互联网或媒体上做起了广告，而有关部门尚未采取保护患者免受骗子和庸医伤害的措施。但是，具有精神科医生身份的医生从不求助商业方式，因为法国医务人员的职业道德规范禁止他们做广告。

在选择心理治疗方法时，也要考虑患者的某些个性特点。其中一个重要概念就是控制点（或"内外控倾向"），它指的是患者将生活的各种决定因素放在哪个位置。当患者认为生活中的各种事件都是他自己决定的并且自己可以掌控命运时，控制点就是内倾的。当患者认为他被外界所决定，有某种命运或他人在对其施加影响，控制点就是外倾的。因此，内倾控制点患者应主要接受非指令性心理治疗方法，而指令性心理治疗方法对外倾控制点患者显然更容易成功。

针对性强的心理疗法对积极的患者特别有效。显然，患者的困难越轻，就越容易消除。对于一些比较严重的精神障碍，心理治疗只是一种可能的治疗选项。由于各种心理障碍的性质和严重程度不同，各种心理治疗的适用范围也或大或小。

对于边缘性人格障碍或焦虑性人格障碍等人格障碍

而言，各种治疗方法（特别是认知疗法、精神分析疗法、格式塔疗法等人本主义疗法）都能够发挥重要作用，药物治疗可退居次席。

情绪障碍有抑郁症（一次或多次发作）和两极情绪障碍。两极情绪障碍的特点是抑郁阶段和兴奋阶段的交替出现。对症状密集出现的抑郁症，应优先考虑药物治疗。然而某些研究显示，对发作密度不大的轻微抑郁症，只用心理治疗就可产生效果。总体而言，在上述障碍中，将心理治疗和药物治疗联合使用会带来更好的疗效和预后。每种心理治疗方法在不同情况下的运用方式也是不同的，可以是最简单的"心理教育"（介绍关于疾病的信息、治疗手段和对疾病应采取何种态度），也可以是动用最为复杂的心理治疗技术，特别是当患者存在各种人格障碍时。

焦虑障碍包括急性焦虑症、慢性焦虑症和各种恐惧症、强迫症。各种心理治疗方法对其均有效，但是都不排斥药物治疗。焦虑障碍对认知行为疗法反应良好。认知行为疗法重点关注症状，症状的消失一般不会伴有替代症状。

各种心理治疗方法也经常应用于各种身体障碍（比如对被不甚正确地统称为"心身疾病"或"心身症"的疑病、精神因素生理病变和障碍），甚至可能比药物治疗用得更频繁。和治疗焦虑症一样，放松疗法等心身疗法也会带来很好的效果。

厌食症和善饥症等饮食行为障碍需要持续的个体心理治疗乃至家庭心理治疗，特别是当疾病出现在家庭环境中或某些家人的态度助长或维持了疾病状态时。对于酒精依赖等成瘾疾病亦是如此。

精神分裂症和狂躁症等精神障碍则必须求助药物治疗。心理治疗方法在这些严重精神障碍中也有可能使用，但是都要经过一定调整，在应用时要比在治疗其他疾病时更加谨慎，这是由于精神障碍患者的心理十分脆弱。

罹患严重或慢性的身体疾病的患者往往会难以面对自己的病情并且可能会出现相对严重的心理代偿失调，此时就有必要对他们进行心理治疗了。同时，心理创伤导致的创伤后压力障碍患者也可接受心理治疗。

某些心理治疗方法针对特定疾病会产生很好的疗效。例如，行为疗法对恐惧症和强迫症、人际疗法对轻度和中度抑郁症都会产生很好的效果。

所有心理治疗方法都有一个共同点：在治疗师和患者之间要订立合同。合同条款应涉及治疗时间长度、频率、价格，还必须明确治疗目标。

在治疗过程中，患者对治疗结果的期待会发生变化，或者说会变得更加现实。因为患者的期待最初往往好高骛远，不切实际，比如某些患者认为心理治疗会解决他的全部困难。治疗师和患者共同确定治疗目标有助于根据患者的希望调整治疗方法，使心理治疗更加个性化。确定治疗目标也有助于治疗师判断他所使用的心理治疗方法是否恰当，如果不是，他可以找其他治疗师为这位患者做心理治疗。

对患者而言，确定治疗目标是一个请他参与预测改善程度、启动改变进程的过程。确定治疗目标有助于改善治疗工具并促其良好实施。最后，各种目标还可以用作衡量心理治疗进度的指标。

患者有时会提到"舒适心理治疗"一词，这指的是患者并未感到自己患有严重疾病，但是希望通过心理治疗加深自我了解，实现更好的福利。

当精神障碍患者拒绝就医时，他的家人往往会向心理治疗师咨询或寻求帮助，心理治疗师此时提供的咨询或帮助就是采用"间接心理治疗"。

不同心理治疗方法或是以症状变化为目标，或是以人格发展为目标。我们不应把这两类治疗目标对立起来：实践证明，人格发展有助于症状变化，症状变化也可以对人格产生更加普遍的效果。

精神分析，我们知道它何时开始，却不知它何时结束

将患者和心理治疗师联系起来的口头或书面合同中规定了心理治疗的时间长度。但是这个时间长度一般是会发生变化的，所以最初在合同中确定的只是一个大约的时长。实际治疗时长取决于治疗的性质和目标。探索患者儿时挫折的疗法所用的时间要比从现时现地入手的疗法更长一些。治疗恐惧症患者要比重塑人格治疗快得多。

心理治疗师也不是神医。患者发生变化的速度、确切的就诊动机、困难的严重程度都是难以预计的，特别是在治疗过程中还会出现一

些新的问题。尽管每种症状都可归入某个精神障碍类别，但是，每位患者都有独特的个人发展史，每种心理治疗方法也有一部分未知领域。所以，心理治疗的时间长短是由每位患者的成长经历在各自的治疗关系下决定的。

"并非在所有年龄段都能进行心理治疗"

> 我们心中总有什么是不随年龄增长而成熟的。
>
> ——雅克·贝尼涅·博舒埃
>
> （Jacques Bénigne Bossuet）

心理治疗适用于所有年龄段。

最初，各种心理治疗方法主要面向成年人。后来，这经过对治疗技术、方式和原则的发展，它们如今均可适用于青少年和老年人等人群了。

儿童在两岁之前基本上都不具备语言能力。当儿童开始讲话时，他尚未掌握符号语言。这就是为什么儿童心理治疗师在治疗时要求助于游戏或图画：用玩偶或娃娃组成情境以及使用图画有助于让孩子表达出他的情感和幻想，这使得心理治疗师（特别是精神分析师）可以解读儿童的心理机制。同时，在儿童愿意的情况下，让他写一首诗或写一个小故事也是可行的方法。上述游戏活动有助于"封闭"的孩子把他们的内心创伤展现出来。因此，图画、游戏、编写故事特别容易揭示出遭受性侵犯等情况真相，这对心理治疗师有警示意义。

身体疗法（特别是放松疗法）也可用于儿童心理治疗，特别是在精神障碍出现诸如面部肌肉抽搐、口吃、活动亢进等运动或身体表现时使用。各种行为疗法在儿童心理治疗方面也有丰富的内容，它们更加简便，各自集中关注某一症状性的行为，主要是遗尿、行为障碍和各种恐惧症。各种心理剧疗法也可适用于儿童。母子疗法则可用于严重的婴幼儿身体障碍，比如食欲减退、睡眠障碍、行为障碍、各种焦虑等。

儿童出现各种障碍往往表明有必要开展家庭系统疗法。家庭系统疗法可以了解儿童的成长背景和症状出现的原因，理解症状对家庭平衡的影响。在此基础上，心理治疗师可以帮助家庭找到更加令人满意的新的生活方式。与成人不同，儿童并不知道他们需要接受心理治疗，这就要他们的家人、儿科医生或家庭医生为他们安排心理治疗。这里的一个难点是如何让孩子跟上治疗的节奏，因为这不是他们自己所选择的，而是他们的父母或医疗人员强加的。如果儿童在三四次会面治疗后仍然无法接受心理治疗，那就难以让他坚持下去了。因为在心理治疗中用强制的方法是无效的。

心理治疗师通过与儿童建立心理治疗关系帮助儿童消除其心理不适。他应该成为儿童最喜欢的对话者，因为儿童缺乏讲话的场所，每周或每月一次与心理治疗师的沟通一般就足以帮助孩子释放压力了。心理治疗师的态度也很重要，因为他不能与被治疗的儿童过熟，也不能被少年患者视为"哥们儿"，因为如果双方关系过近，有时会引起家长们的嫉妒。

心理治疗师必须与患儿家人合作，这样才能获得一些补充信息，同时也可以给患儿家人一些建议。如果需要，他也会在心理治疗过程中请患儿家人参与进来。

人们的心理结构形成于儿时，所以早期心理扰动对儿童的影响十分深远。这表明了关注儿童心理福利的必要性。但是，尽管很多孩子有条件接受心理治疗却不去治疗，但是过度心理治疗的情况也时有发生，即家长认为他们的孩子一出现哪怕很小的心理紊乱就要去做心理治疗，他们认为心理治疗对孩子的心理平衡是不可或缺的，甚至有人提出了预防性心理治疗的概念。实际上没有必要因为儿童做了一两次噩梦或"尿一次床"就要马上带孩子去看心理治疗师或心理医生。同时，在出现重大的家庭变故时（比如家人去世或遭遇事故），如果儿童没有出现不正常反应，也无需对他进行心理治疗。孩子们往往具有很强的适应能力，或者说"韧性"，这使得他们能够克服新出现的困难，适应新的情境（比如搬家或转校等）。最后，对儿童和对成人一样，心理治疗可能要联合药物治疗才会产生效果，特别是还有严重抑郁症或病灶很深的时候（比如儿童精神病），但是对儿童使用药物治疗要特别谨慎。

人生最初几年对于建立健康的人格至关重要，我们常听人说："五岁看老"。确实，人生的最初几年十分重要，但是，五岁后所经历的生活事件和其他经验仍然会对我们产生影响，改变着我们的心理结构和人格。任何心理治疗方法都要建立在希望改变的意愿上，也就是说建立在成年人是可以大幅改变对自己、对他人、对世界、对自己的未来的看法并且可以改变自己的生活方式这一判断的基础之上的。但是，人类有可能发生改变的年龄上限是多少岁呢？

长期以来，人们都认为一旦超过五十或六十岁，心理和神经元的可塑性就很小了。人们由此得出结论，各种心理治疗方法，特别弗洛伊德的精神分析法在老年人中并无适应症。但是实践证明，根据老年人病症的不同表现对心理治疗方法进行一定调整后，心理治疗在老年人中还是有适应症并且能够发挥作用的。所有的心理治疗方法经过调整后均可应用于老年人。有时，心理专家

会为老年人在经过心理治疗后所发生的变化而震惊。由
此可见，多年经验的积累无疑有助于使心理治疗具有灵
活性。

老年人也会面对很多生活事件。经过 50 岁前后的
中年危机之后，他们需要适应子女离家后的生活（空巢
综合征）、退休后的生活、疾病的威胁、同龄亲朋好友
去世等等事件。尽管这些都是人生中可预见且经常发生
的事件，但是某些老年人面对它们时还是会遇到诸多
困难。

另外，老年痴呆症等精神错乱状态也会对老年人的
精神和行为产生严重影响，对老年人的家人而言也是非
常沉重的负担。在这种情况下，某些经过调整的心理治
疗援助方法可以发挥一定作用，比如在减轻老年痴呆症
症状时。在对抗这种药物治疗效果十分有限的疾病时，
心理和社会治疗会发挥不容忽视的巨大作用。

综上所述，各种心理疗法可以适用于各年龄段人
群。但是对儿童、少年、成人、老人应该确定不同的目

标，采取不同的方法。在处于人生两端的两个年龄段，心理治疗的作用依然巨大。心理治疗虽然以患者为中心，但是也涉及患者家人。主要的心理治疗流派都有其面对儿童和老年人人群的特别方法。另外，在一些需要慎用药物治疗的生命阶段，心理治疗的地位更加突出。

"心理治疗使人关注自我，
成为自我中心主义者"

发轫于外之前，先要固本培元。

——维克多·雨果，1802—1885 年

大家都知道苏格拉底根据德尔菲斯阿波罗神庙的铭文所说的建议："自己去认识自己"。但是这里的认识指什么呢？在柏拉图看来，最低、最弱层次的认识是对形象、外表的认识。那喀索斯[1]式的自我欣赏与苏格拉底的理念完全相反，因为他的认识只是对某种映像的认识，这一映像就是身体在水中的映像，但是身体并非灵魂的映像。长沙发和水塘不一样。心理治疗师也不是竖在患者面前的镜子。患者去看心理治疗师并不是为了在

心理治疗师的目光下、倾听中去自我欣赏（尽管这种情况也有可能出现，特别是当心理治疗师较为消极且不主动干预时）。心理治疗并不是像保罗·雷奥多（Paul Léautaud）在《小男友》（*Le Petit Ami*，1903）中所说的"呆了几个小时来赞扬他的人格"。

相反，任何心理治疗工作都需要患者更好地意识到和认识到自我。心理治疗使患者更好地理解是什么阻碍了患者的自由，否则他始终会遇到同样的问题。

在心理治疗过程中，患者用大部分时间讲述他的生活。这是从更高角度观察自我的机会。他用客观和整体的角度审视自己的人生轨迹和对自己产生过影响的各种事件。患者在描述时会给他的人生赋予某种能够说明问题的整体性。关于自我，我们要探究我们的生活、思想、感觉都告诉了我们什么。将回忆用语言向第三人描述出来有助于理清我们的思想，甚至有助于揭示自我。

正因为患者不再感觉自己是自己，不再感觉能够把握自己向治疗师所讲述的生活，所以，所有的精神障碍都可以被视为某种自由疾病。心理治疗使患者更加自主，更少依赖他人和他自己的过往。

在心理治疗中，追求独立自主的患者却遇到了第一个矛盾：患者向另一个人去寻求独立自主，但是患者要承担对这个人产生依赖的风险。这种依赖可以是对一个人的依赖，也可以是对某一心理治疗方法的依赖。所以，多个心理治疗流派共存是患者自由的首要保障。

患者遇到的第二个矛盾是患者找到一位被视为可以用学识帮助他的专业治疗师，但是，按照苏格拉底式的猜想，最终却发现这位治疗师对他毫不知晓。

换句话说，心理治疗师并不是万能的，也不能掌控一切。他的作用是帮助、辅助、阐释，但是这些都要以患者与心理治疗师的合作为基础。从治疗师口中说出的话语并非真理。

心理治疗过程并不是一条平静流逝的长河，它也会遭遇阻力和痛苦，有时一帆风顺，有时停滞不前；有时走回头路，有时又会大步向前。

结束一次治疗会面后，患者有时反而比来的时候感觉更加苦恼了。对痛苦事件的回忆或者重新经历痛苦情感在大部分情况下都是这些苦恼的根源。常言道："先苦后甜"。这些苦恼是治疗过程中的必经之路，具有某种释放意义。但是，如果每次治疗会面都以眼泪或苦恼结束，你就应当质疑心理治疗的效用了。心理苦恼持续时间过长就不一定具有释放价值了，而是可能意味着您所接受的治疗并不适合您。心理治疗所带来的变化一般是渐进的。最初的几次治疗会面还有某种的新鲜劲，在蜜月期之后，开始真正长期的治疗之前，患者会经历一个失望阶段。

在治疗过程中，心理治疗师的干预时机非常重要，但是心理治疗师有时也意识不到这一点。患者会说："自从您说过这句话后，我就不再是以前的我了。"最优秀的心理治疗师不会刻意控制这个时机，因为这是由心理治疗的进展情况所决定的：任何人与人之间的互动都会有未知性、机会性和偶然性。我们称其为"kairos"，这是一个希腊语词汇，意思是"恰逢其时"，即心理治疗师对患者心理影响巨大、独一无二的干预要恰逢其时。

　　与那喀索斯认识外表的自我欣赏相反，心理治疗带来的是更加深刻的认识。心理治疗关注自我，其目标是在改善患者与自我的关系后，让患者获得更大的自由与自主，改善他与别人相处时的感觉。自助者，心理治疗师助之。

注释

1 Narcisse 音译，本意是水仙花，延伸意思指自恋症。

"心理治疗师都寡言少语"

沉默是最大的折磨。

——布赖兹·帕斯卡尔，《思想录》，1670 年

您的心理治疗师不与您说话并不表明他没有听您讲话或他在走神。心理治疗师往往被视为冷漠、有距离感、沉默寡言，光是机械地实施他们各自的疗法原则。实际上，建立医患治疗联盟需要形成帮助和共情的关系，这是心理治疗的一个基础。治疗联盟是一个逐渐发展起来的概念，特别是 20 世纪 70 年代后，它开始被广泛研究。在研究中，必须将主要与意识过程有关的治疗联盟与移情及反向移情区分开。

治疗联盟有多种建立方式。当代美国精神分析专家

鲁博斯基（Luborsky）是最早定义治疗联盟的专家之一。他将治疗联盟分为两类。

在第一类治疗联盟中，患者认为他的心理治疗师会提供帮助和支持，治疗师是热情和乐于助人的，治疗师可以帮助患者实现改变并且在治疗中见证患者的变化。患者认为自己的改变与心理治疗师有关，因为他感觉得到心理治疗师对自己的尊重。他对心理疗程的价值满含信心。

在第二类治疗联盟中，帮助关系的基础是与心理治疗师共同工作和合作的感觉，因为患者感到要在其自身的改变中承担共同责任。这种联盟有四个特点：患者认为与心理治疗师的关系是一种共同努力的共事关系；他与心理治疗师在自己心理困难的根源所在上有着同样的认识；他认为有能力与自己的心理治疗师有效地合作；他在抓住理解问题切入点的能力可以与治疗师的能力相差不多。

心理治疗师在心理治疗中有多么重要是人们重点关

注的问题。无论治疗师的技能水平如何，如果治疗师无法和患者建立起热情和共情的关系的话，心理治疗就不会达到效果。接受过成功心理治疗的患者会用"热情、关怀、理解、尊重、经验和积极"等词汇描述他们所接受过的心理治疗。

德裔美国心理学家汉斯·斯特鲁普（Hans Strupp，1921—2006）认为，要想做一位好的心理治疗师应该拥有某些人文素质，一般而言，要像患者的父母那样亲切。心理治疗师还应重视患者参与，鼓励患者在治疗过程中展现出积极意愿和自身能力，上述素质都有助于心理治疗师与患者之间建立成功几率最大的治疗联盟。由于患者的参与程度与治疗进展成正比，所以心理治疗师的上述素质也有助于在与患者最初几次治疗会面后就形成这种正比关系。

治疗联盟在最初的几次治疗会面后即可建立起来（专家们一般认为4—6次治疗后）。其质量和强度有助于预判治疗进展。建立治疗联盟的能力更多地取决于心理治疗师的人际关系能力而不是他的技术能力。

患者和治疗师的某些既有特点对治疗联盟的建立会有直接影响。就患者而言，在某种信任关系中，这些特点中比较重要的有：对抗程度、源自既往过去的关系能力、开放程度和舒适程度；就心理治疗师而言，重要的特点有：自我对抗程度、向患者提供社交支持的能力、对密切情感关系的承受能力。心理治疗师在幼儿时期习得的关系模式对他与患者的关系有着直接的影响。更确切地说，对自我无甚对抗的心理治疗师能够向患者提供很好的社交支持并且会在密切的情感联系中游刃有余，他们更容易建立良好的治疗联盟关系。

当代加拿大心理学家加斯东（Louise Gaston）从20世纪80年代末期起对心理治疗进行了诸多研究，他认为患者和治疗师之间的联盟有四个方面的内容：体现患者与治疗师情感关系的治疗联盟；体现治疗师提供治疗工作能力的工作联盟；治疗师的共情理解和主施；患者与治疗师之间就治疗目标和任务所达成的共识。

共情是治疗联盟和所有的心理治疗的关键因素。它意味着治疗师站在患者的位置，身处患者的参考系中，但是自己的情绪并不为患者的感情所感染。与共情相对应的：一是麻木，即缺乏情感反应；二是反感，即不承认或不接受患者的感觉；三是同情，即分享患者感觉、情绪受到感染。这三种态度一般而言都不利于治疗联盟的良好发展和心理治疗的顺利进行。

尽管不同流派治疗师的态度不尽相同，但是他们都有一个共同点：共情的倾听态度。倾听态度使患者明白治疗师会给他带来哪些好处并且理解治疗师是真诚想帮助他的。患者从治疗师的倾听中看到自己是有机会自由和充满信任地表达自己的思想、感觉和苦恼的。这个阶段过后，治疗师的态度会发生变化，依据不同流派的观点和依据他所判断的不同关系模式也会有所不同。

在精神分析疗法中，治疗师是非指令非参与式的，在某种程度上他就是一名类似匿名观察者的中性投射屏。他们所使用的技术有浮动关注和解析。在认知行为疗法中，治疗师建立某种经验性的合作关系。他们鼓励、支持和理解患者。与各种精神分析疗法相比，认知行为治疗师们的干预更多一些。他们进行苏格拉底式的追究提问，即通过提出问题来帮助患者找到解决问题之道。这是一种更具教育性的疗法，患者在两次治疗会面之间的时间也被要求进行自我行为观察。

在系统疗法中和在家庭疗法等各种策略治疗中，治疗师致力于使自己的做法不被患者预测到，进行荒谬指导和重新定义。

在各种罗杰斯式个人中心疗法中，治疗师需要表现出共情、和谐、无条件接受和非指令性。同时，治疗师要避免做出解析。

上述都是理论内容，在实践中，并不总是容易做到保持良好的态度。治疗师往往要凭借自己的直觉或通过试错来施行治疗。他应该保持中庸态度，既不能与患者形成与导致患者疾病的关系类似的关系，也不能总是与患者对立。要想恰当定位这种中庸态度，就要治疗师准确了解自己的个性特点，以便在不同患者面前根据自己的个性特点进行调整和变通。

心理治疗师代替了听告解的牧师

心理治疗在很大程度上也是一种精神宣泄，表达被压抑的回忆或情绪是心理治疗的基本方法。有时，心理治疗事务所是患者（儿童、成人或老年人）倾诉不足为外人道之事的唯一场所，因为他知道自己不会因说出的事情而被评判或被出卖。"心理治疗师是新型牧师"，我们经常听人这么说。心理治疗不能简单归结为精神发泄，但是心理治疗师可以听到患者的全部告解，所以心理治疗与告解确实有一些共同点。

荣格分析法或格式塔疗法等心理治疗方法对患者的内心秘密十分关注，因为这些秘密有时就是患者痛苦的根源。患者向心理治疗师说出一个秘密，心理治疗师出于职业规范要求必需要为他保密，心理治疗师往往被患者视为大拯救者。共享秘密是患者发生变化不可缺少的阶段。

心理治疗的目标是使得患者更加独立，即独自做出生活中的决策。但是，心理治疗有时会造成某种依赖。比如患者会在做出哪怕很小的选择之前也要去询问心理治疗师的意见："我不知道，我得去问问我的心理治疗师。"此时心理治疗师不要代替患者做出选择！

"患者最终都会爱上他的心理治疗师"

慷慨之人易于吸引他人!

——让·拉辛(Jean Racine),

《亚历山大》,1665 年

　　移情和反向移情往往会被与爱恨等感觉相类比,这两个概念是精神分析法的核心,移情分析也是精神分析的基石之一。在其他心理治疗法中,这两个概念则多少处于非正式和非核心的位置。

　　移情指的是患者将生活中他对与自己有重要关系的人的感觉、欲望、关系方式向治疗师身上转移。移情一词在 1895 年第一次出现在弗洛伊德的《癔病研究》(*Etudes sur l' hystérie*) 中。移情既指患者对心理治疗师的爱恋性关系，又指将一个过去的关系转移到治疗师身上。移情的机制就像某种疾病，所以精神分析师们称之为"移情性神经症"，这也是他们通过心理治疗要解决的问题。解决移情性神经症是心理治疗过程中的关键问题之一。当代弗洛伊德流派作家和记者卡尔·克劳斯（Karl Kraus，1874—1936）认为，精神分析本身就是一种疾病，而治疗这种疾病的方法就是它自己。

另外，不要把反向移情与消极移情混淆，反向移情是治疗师对患者的强烈情绪反应。

弗洛伊德和精神分析学派学者分别定义了积极移情和消极移情的概念，积极移情指的是患者对治疗师的依恋和信任；消极移情指的是患者对治疗师的敌意或过度投入。

精神分析疗法最重要的一个治疗手段就是解决移情问题。它从患者和治疗师之间建立的关系入手来改变患者过去的关系对患者的影响。因此，在治疗中，治疗师主要关注患者向他表达的强烈情绪，因为它们会在患者和治疗师中同时引起其他情绪。比如，如果患者表现出愤怒，他可能有种负罪感，治疗师则会采取防御态度。最常见的移情反应是敌视、依赖和情感。面对这种情况，治疗师会采取非防御性态度并且接受患者的情绪回应。

治疗师并不做出价值评判，所以，这些感觉可以在治疗关系的框架下出现，而且它们必须得到理解和深化。这也是治疗师根据患者过去的关系或在治疗中显现的关系来解析患者反应的机会。比如："您对我的反应与您对您的母亲的反应是一样的。"分析工作可以从这种解析性的假设展开。最终治疗师应该帮助患者找到表达情绪的其他方法或满足患者在治疗之外的人际关系（社会、家庭、职业等关系）需求的其他方法。

关于治疗师的态度，精神分析专家海因茨·科哈特（Heinz Kohut，1913—1981）根据人在其幼儿时就出现的基本需求（被赞扬的需求、在困难中受到保护和支持的需求、被周围人认同的需求）定义了三种移情：

◎ 反映性移情：患者力求通过治疗师的赞扬而获得承认；

◎ 理想化移情：治疗师被患者视为一个自己喜欢的有力助手，治疗师被认为可以保护患者，患者可以从治疗师那里汲取力量；

◎ 第二自我（alter ego）移情：患者寻求某种归属感和成为与治疗师一样的人。

科哈特还定义了"变换的内化"。在这个过程中，患者能够领悟最初属于治疗师的理解机能并使其成为自己的理解机能。这并不是机械照搬治疗师的能力，而是根据患者所需将治疗师的能力经过调整后加以吸收。

在非精神分析疗法中，移情并不被视为与患者过去的生活事件有关。移情主要用于让患者面对现实和面对他对自己与外界关系的扭曲认识。

当相对积极的移情出现时，治疗师无需谈起它也无需对它进行评论。当相对消极的移情出现时，治疗师应对其进行处理。

处理移情反应的技术多种多样：无解释调整；找到患者与治疗师的最佳距离；治疗师揭示自我；促进患者去具有现实且合理的期待。

调整指的是治疗师应发现并了解到患者的移情感觉。通过告知患者相关信息、修正患者误解、重新解释患者所表达的事实或感觉来重构患者对现实的认识。在运用调整技术时不应解释移情反应。

要想找到治疗师和患者之间的最佳距离，有时根据治疗需要改变治疗会面的频率和时间长度很有用处。

在某些情况下，治疗师可以透露一些关于自己的信息以避免移情幻觉或极端的移情反应，比如自卑或理想化。但是，治疗师应该注意不要滥用此法，使用此法时也要充分考虑时机是否成熟，否则就有可能反而再次激起移情反应。

最后，患者也不应对治疗师抱有不现实的期待，特别是在治疗师给自己的时间上。治疗师可以适时提醒患者关于治疗的各项基本情况，以免患者产生过高的期望。

患者有时会爱上他的治疗师，或者治疗师爱上他的患者。移情中的爱恋性有可能成为治疗的障碍。

弗洛伊德认为，心理治疗的技术规则是心理治疗的基础，他把这些技术规则称为"节制规则"。治疗初期，这意味着在精神分析治疗过程中做出任何重要决定时都要保持节制。节制规则并无道德内涵，主要涉及技术范畴。弗洛伊德认为，节制规则为患者所带来失望沮丧对精神治疗的进展是有益的。

后来，这一节制规则中又加入了其他涵义。医疗职业道德也适用于心理治疗师，它要求患者和他的治疗师之间不要发生性关系，因为患者的心理治疗状态和心理脆弱性使其处于弱势地位。医疗职业道德还要求不能对患者的行为、思想、宗教信仰和政治信仰做出道德评判。另外，还要保守医疗信息秘密，保密规则在法国只有一个例外：如果医生发现虐童情况，他必须向司法机关报告。

另外一项不甚严格的规则要求治疗师在治疗之外不与患者接触时，他必须始终保持公认的"治疗距离"。治疗距离有助于心理治疗工作的完成并且使得心理治疗具有一个特性，即心理治疗师既不是一个邻居，也不是上级领导，既不是一个家人，也不是一个朋友，更不是一个恋人。

弗洛伊德最先提出的"反向移情"指的是精神分析治疗师对其患者移情的全部无意识关系。在弗洛伊德的著作中，这个词只出现过三次，第一次出现是在1910年纽伦堡国际精神分析协会大会上："我们关注在患者对其精神分析师的无意识感觉施加影响后，在医生心中形成的反向移情。我们愿意要求医生承认并控制自己的反向移情。"

但是弗洛伊德本人并没有深入发展这一概念，他只是要求精神分析师们控制并克服反向移情。后来，这一概念日趋重要。保拉·海曼（Paula Heimann，1899—1982）在 1949 年苏黎世国际精神分析协会大会上将反向移情作为一个工具，去了解患者对沟通的某些方面所形成的感觉。"我同意下述说法，即在精神分析时，精神分析师对其患者的情绪性反应是一个最重要的工具。精神分析师的反向移情是研究患者无意识的工具。"后来，在精神分析领域之外，反向移情一词还指治疗师对其患者的所有感觉。

当治疗师无法意识到他的情感反应与自己有意识或无意识的困难有关时，反向移情就是一种病态；但是当治疗师可以有分寸地控制自己的情感反应时，反向移情就会有助于更好地理解患者。

有些时候，治疗师可能会根据自身的人际关系问题对患者做出应答，可能在未经充分思考时做出干预的倾向，或在治疗中未保持必要的客观距离和分享患者的情绪状态，或者做出确认患者恐惧和负面期待的行为。所以，治疗师应该转移他的情感反应，也就是说要与他在面对患者时所产生的感觉保持距离，并且能够平心静气地分析自己的感觉。

下面就是产生反向移情反应的主要原因：

◎ 治疗师和患者文化背景不同；

◎ 盲目地与患者分担任务（相似的伦理或文化规范）；

◎ 对精神疾病的浪漫观念；

◎ 治疗师作用的理想化；

◎ 对患者疾病过程的不适当理解；

◎ 源自治疗师自身过去的各种因素；

◎ 患者欠缴治疗费用而使得治疗师感到不快；

◎ 治疗师生活中有尚未解决的问题；

◎ 认为自己和患者同病相怜，同情大于共情。

由于反向移情的存在，自我心理治疗和督导便具有了特殊的意义。在反向移情和对反向移情的分析占据重要地位的各种心理治疗方法中，通过自我心理治疗了解自我对治疗师而言至关重要，因为这有助于治疗师找到、理解、控制和克服他的反向移情反应。

在所有的心理治疗中，督导是由一位经验丰富、被称为"督导者"的心理治疗师进行的，他可以使得被督导的心理治疗师意识到自己对患者的某些反应已经成为反向移情反应了。心理治疗师在执业之初需要得到更有经验的心理治疗师的帮助，以免使自己变得过于容易动摇，同时使自己能够正确面对患者可能产生的爱恋、愤怒、恐惧感或安全感。当心理治疗过程停滞不前或失败时，有时我们称这种情况为"阻抗"，这是一个精神分析词汇，意为患者所产生的与治疗目标相左或与实现治疗目标不相适应的行为和态度。

　　治疗师期待看到其治疗取得进展，看到患者获得满足感。治疗没有进展会使治疗师感到失望。治疗停滞有时是由于患者的各种阻抗，有时是由于对情况的不当分析或由于采用了不适当的方法。

　　面对治疗停滞，治疗师就可能产生一些消极反向移情反应。比如责备患者的阻抗，在没有正当理由的情况下将患者转诊给其他治疗师，或者将治疗停滞归咎于自己缺乏治疗能力，产生自我伤害感和挫折感。

　　面对各种阻抗，存在着多种应对选项：或是直接的对抗，即将阻抗解释为患者将改变和维持现状对立起来；或是向患者强调他可从某种改变中得益，进而鼓励患者去实现改变；或是干脆接受阻抗的表现，比如告诉患者这是心理治疗的正常反应。心理治疗师往往是为了避免打破尚且牢固的治疗关系而在最初疗程时先把阻抗接受下来，然后再慢慢鼓励患者发生改变。

　　得益于移情和对反向移情的控制，心理治疗师可以促进患者形成校正性的情绪经验，即将患者纳入一个不强化患者对他人或对人际关系负面信念的关系中。移情和反向移情这两个过程都不一定是爱恋性的。所以，在心理治疗中，患者爱上心理治疗师既无必要，同时亦无济于事。

"接受心理治疗后比治疗前更难受"

如果你能够随时势变化而改变性格，那你命运就决不会改变。

——马基雅维利，《君主论》，1532 年

无论患者患有何种疾病或感到何种痛苦，他求助心理治疗师的目的都是为了改变：改变自己的生活，走出自己疾病的困境，消除自己的症状。改变是各种心理治疗方法的核心概念，所以，人们对改变进行过诸多研究。不幸的是，心理治疗有时也会失败、停滞，甚至使患者的病情加重，和其他医学治疗一样，它也有副作用和禁忌症。

美国当代心理学家詹姆斯·普罗恰斯卡（James

．

Prochaska）和卡洛·迪克莱门特（Carlo DiClemente）在
20 世纪 70 年代就如何实现改变进行了专门的深入研究，
在各个主要心理治疗流派（特别是弗洛伊德、斯金纳和
罗杰斯的理论）的基础上，提出了一套结合模式。他们
的模式以动机心理疗法的形式得到了应用，这种疗法主
要用于治疗酒精依赖等各种成瘾症，但也可推广用于其
他疾病。

在此模式中，任何行为改变都是按照六个阶段依次
展开的。

意图前阶段：患者不希望在不远的将来改变自己的
风险行为，更确切地说，他不希望在未来 6 个月内改变
他的行为：一般而言，一个人不会在 6 个月之前计划改
变他的态度。

意图阶段：患者希望在未来 6 个月中改变自己的风
险行为。尽管存在这种意图，但是这种改变平均也要持
续两年时间。

准备阶段：患者希望在不远的将来（一般都是在随后 30 天后）采取一些举措。患者往往会制定一个行动计划并且在上一年已经采取了一些举措，甚至是已经部分地改变了他的行为。

行动阶段：在最近 6 个月中，当一位患者已经采取新的行为方式去实现自己确定的目标时，他就已经进入了行动阶段。在该阶段，患者走回头路的风险最大。

维持阶段：这个阶段在达到目标后 6 个月开始，不会再有患者重拾过去行为的风险了。

收尾阶段：以前所有病因都不会再引起疾病反复的阶段。

在上述各阶段中，普罗恰斯卡和迪克莱门特都定义了与患者改变其行为的不同机制相对应的不同技术。他们认为这些时间先后有序的阶段均处于螺旋上升的循环进程中。在这个新的模式中，患者的改变一般会发生反复以及临时性的或孤立状的停滞，但是，之前已经实现的进步并未消失。治疗发生倒退后，得益于在前一阶段所获得的经验，患者下一阶段的进步会更加迅速。

患者的动机非常重要，特别是在治疗初期。因为拒绝治疗或过早停止治疗在这个时期最为常见：在被建议接受心理治疗的患者中，有三分之一强会拒绝接受，约40%的患者在已经开始接受心理治疗后的第五次治疗会面临停止接受治疗。

将尝试与需求加以区分是很有必要的。患者主动约定时间来咨询就是主动尝试。治疗师应将患者对心理治疗的尝试转变为患者对心理治疗的需求，这个过程不会一帆风顺。因为处在被动尝试阶段的患者往往既不主动参与，也尚未产生对改变的预期。

很快就放弃心理治疗的患者往往期待在第一次会面中就可以获得具体的建议和解决问题的方法，而那些继续接受心理治疗的患者往往预期到了治疗师会持久宽容的态度。提前结束心理治疗的患者无法理解精神科医生和其他科医生的不同，也无法理解心理治疗和其他疾病治疗的不同。

　　源自普罗恰斯卡和迪克莱门特的动机疗法旨在促进患者从一个改变阶段过渡到下一个改变阶段。他们的方法也可以用于各个流派的心理治疗方法，以帮助患者发生改变。一旦治疗师确定了患者所处的治疗阶段，他就知道要用何种治疗策略来帮助患者向下一个阶段前进了。

　　以酒精依赖为例，在意图前阶段，患者尚未意识到酗酒是个问题。他并不认为自己过量饮酒，也未感到任何不快，没有个人需求，所以心理治疗无从实施。他去看医生往往是家人所逼或应司法机关要求，也就是说是违背自己意愿的。

　　心理治疗师应该通过与患者站在一边来启动某种善意的、热情的治疗关系，就像传统的心理治疗那样。他应该向患者提供信息，介绍患者行为中的各种负面因素，以此让患者意识到自身困难的所在。在意图阶段，患者承认他应该改变对酒的态度。他更倾向于接受使自己能够获得关于自己问题的教育性建议、读物或干预。通过对患者价值观体系在感情和认知上重新评价，可以启动患者的自我质疑过程。在这一阶段，有必要形成一个行动计划，改变患者对自己和对周围世界的某些信念。最后，还必须让患者意识到继续酗酒和放弃酗酒从长远看有何缺点和优点。同时，患者也要对自己戒酒能力建立信心并表明自己具有个人效率感，治疗师应强化患者所形成的如下信念：患者通过努力可以在消除酒精依赖的治疗中发挥决定性作用。

行动阶段在治疗酒精依赖时就是节制和戒除阶段。这个阶段中还有复饮和产生负罪感的风险。患者在该阶段特别需要支持和理解。任何可能的变化都会成为焦虑的源泉，所以患者需要知道有个人在他旁边帮助它，使他安心。

在维持阶段，需要巩固治疗成果（即戒酒或适量饮酒）。面对风险情况，应采取与之前阶段不同的应对方法。因此，可以支持患者去寻找摄入酒精的替代行为。

在这个阶段，家庭或团组的介入对患者维持他的改变不无裨益。

普罗恰斯卡和迪克莱门特的模式是跨理论的，即考虑并融合了各种主要心理治疗理论中的精华，所以在上述不同阶段应优先使用这样或那样的心理治疗技术。各种心理治疗理论都有其适用领域，在某种程度上，它们可以相辅相成。精神分析疗法、格式塔疗法或系统疗法的启发技术在无意图阶段更为适用，因为这有助于患者提高意识水平并且发现阻止他发生改变的戒备心理。认知疗法和人本主义疗法则对意图阶段更有意义。而当患者做出决定后，行为疗法就更加有效了。

普罗恰斯卡和迪克莱门特关于行为改变的研究工作表明在心理治疗中采取开放态度的好处以及根据患者在改变过程中所处的不同阶段采取不同心理治疗技术的有效性。这种将多种心理治疗方法先后使用的模式对正处于胶着或停滞阶段的心理治疗以及对患者正在经历某种挫折感或失败感的心理治疗而言都是很有助益的。

　　每种治疗方法都有其优点和缺点、优势与软肋。每种治疗方法都可能对某位患者或在某个时刻具有决定性作用，而对另一患者或在另一时刻没有作用。

各种心理治疗方法的费用与效率

"要想见效就得破费"

> 我的心理医生收了我 15000 法郎，帮我摆脱了我以前的东西，就是我那 15000 法郎。
>
> ——高吕什（Coluche）

像其他医学治疗一样，心理治疗也是要花钱的。金钱在心理治疗中占据特殊位置，因为它既有物质价值又有象征价值。在弗洛伊德看来，一次精神分析所产生的费用只是看上去显得多，实际上并不多："先不说它对健康的好处，经过精神分析所获得的行动能力与为此付出的合理支出并不具有可比性，可以说，与患者在医院支付的医疗费相比，来看精神分析师绝对是一笔好买卖了。"

精神分析从象征和象征化功能的角度将支付行为视为一个由法律进行规范的分割、承认和债务行为。精神分析师们认为患者对金钱的态度和对性的态度是一样的，同样的遮遮掩掩，同样的表里不一，同样的虚伪做作。一次精神分析治疗的费用应该与患者正常生活被扰动的程度相当，但是又不能给患者带来很大的经济损失。

精神分析师们还归纳出了其他几个收费的理由：付费是对精神分析师的尊重，所以应及时支付费用给精神分析师；接受精神分析后，患者有一种对精神分析师的负债感，而金钱正是清偿这一债务的第三方；支付给精神治疗师的金钱就像是具有象征性的等价物，它用于补偿精神分析师牺牲的精神享受；在一个消费体系中，这些金钱所带来的欢愉会有一定的迟滞，这促进了精神分析师们的工作；最后一个理由当然是精神分析师们也需要靠工作养家糊口，他们也应该根据自己的资质获得相应的报酬。

那么一定要支付现金吗？钞票当然比支票或信用卡具有更强的象征意义（还会留下更少的痕迹）。

其他心理治疗方法从业人员对金钱问题的反应不尽相同，也没有提出那么多理论去解释为何要收费，金钱一般在治疗过程中占据次要地位。

只是按治疗会面次数付费的方式可能会导致一些无良治疗师钻空子骗钱。为了增加收入，这些心理治疗师有可能会凭空增加治疗会面次数或通过缩短每次治疗会面的时间来增加治疗次数。

有人进行过一些关于是否要向心理治疗师付费，付费是否应该得到医保报销，在公立机构还是在私立机构接受心理治疗的研究。总的来说，各种研究结果表明，患者支付费用但是得不到医保报销，并非心理治疗取得良好成效的必要条件。

心理学家们的研究表明，为心理治疗支付费用或付出一定代价使患者能够更加积极配合治疗。在某种程度上，患者积极配合也是治疗连续性的保证，但是，有时这也可能使患者不想中断一个已经不会产生结果的治疗，因为患者会认为自己已经为心理治疗付出了很大的牺牲。

社会学的数据显示心理治疗的经济基础处于变化中。心理治疗最初的对象是富有阶层群众，后来得益于心理治疗服务供需的双向增长，其受众人群也逐渐扩大。心理治疗最终成为大多数人可以获得的服务，至少在发达国家是这样。这种改变也使得心理治疗的费用水平发生了改变。

心理治疗的经济收益和效率对研究心理治疗费用非常重要。医学经济研究显示，有经验的心理治疗师实施的心理治疗效率很高，这会间接地为社会和医疗体系实现节约，所以某些公立和私立保险机构愿意承担心理治疗服务的费用。这样，本节一开始所引用的弗洛伊德的话也就得到了充分的证实。比精神分析疗法时间更短、费用更低的心理治疗方法就更是如此了。

患者非常关心心理治疗一个疗程需要多少费用，能否得到基本社保或补充社保的报销。可以说，不同国家的政策也是不同的。即使在同一国家内，不同心理治疗师也会给出不同的答案。

在法国，上述问题所涉及的情况不尽相同。一般而言，在私立心理治疗机构接受治疗时，只有具备"心理治疗医生"身份的治疗师实施的治疗行为是可以报销的，而由"心理医生"或任何其他类型的"心理治疗师"施行的治疗都不会得到报销。被列入医疗行为目录的心理治疗诊疗会得到医保基金的报销。

简而化之地看，法国的医生有特约协定1类医生、特约协定2类医生和无特约协定3类医生。特约协定1类医生应执行社保管理机构确定的费率。特约协定2类医生可自由定价，报销时以社保管理机构确定的费率为基础报销。社保几乎不报销无特约协定3类医生所收取的费用。无论哪个类别的医生，基础社保未报销的部分可全部或部分由互助保险公司报销，只是各个互助保险

公司在这一点上的报销方式千差万别。2008年初，法国
神经精神诊疗的收费标准（编码为CNPSY）为37欧元，
基本医保报销70%，即25．90欧元，再从中减去每次
就诊都要支付的包干性分摊费1欧元，基本医保最终的
报销金额为24．90欧元。其余30%的费用就是患者自
付部分。有的时候，长期患病的患者会被减免上述自付
部分转而由医保基金承担。大部分互助保险公司至少会
承担自付部分的费用。与其他学科医生的诊疗费率相比
（全科医生22欧元，其他专科医生25欧元），神经精神
和心理治疗的费率37欧元较高，这是由于精神疾病治
疗耗时更长的原因。

　　特约协定2类医生被称为签署自由费率协定的医
生。他们实施的费率是自由的，由医生自己根据医疗职
业道德规范公式以"适当适度"的方式来确定的。因
此，特约协定2类医生的诊疗费率比1类医生高，有时
甚至高很多。该费率的报销比例则直接取决于互助保险
公司合同的规定。医保基金报销特约协定2类医生神经
精神诊疗费率的70%，即34．90欧元的70%，再减去

1 欧元的包干性分担费。有补充医保的患者，自付部分可能部分或全部由患者参加的互助保险公司所承担。某些互助保险公司会报销大部分超过医保费率的部分，但是有些却不予报销。

特约协定 3 类医生（即传统体系之外的医生）只有几百人。每次在这些医生处诊疗，医保基金只报销 1 欧元，但是某些互助保险公司会报销全部或部分自付费用。

另外，某些有精神科医生身份的心理治疗师与患者协商后可以不开立作为报销凭证的治疗单，患者此时就牺牲了报销这笔心理治疗费的机会。在其他情况下，治疗单上可以写上一个可能会被报销的诊费总额，但是，心理治疗师会要求患者用现金支付额外诊费，这些额外的诊费是得不到报销的。心理医生或其他没有医生身份的心理治疗师所实施的心理治疗不予报销，但是，在下列机构内实施的心理治疗是免费的：公立医院、医疗心理中心、提供医疗服务的社会福利机构、教育机构

（中、小学和设有心理辅导室的大学）（BAPU）。另外，某些心理医生会被法国国家就业促进署（ANPE）雇用对求职者进行能力评估，提供就业心理支持和心理帮助。

有的互助保险公司也愿意报销在某些特定情况下由心理医生实施的心理治疗活动，但是这要一事一审并不多见。若干心理医生或心理治疗师工会联盟要求，在某些情况下这两类专业人员所实施的心理治疗活动也应得到报销。但是，到目前为止，它们的要求在法国尚未得到满足，只有一些极特殊的例外。

即使是那些补充医保可以报销的心理治疗行为，如果是由医生，特别是精神科医生所实施的心理治疗，某些补充医保机构也会有特别条款加以限制。例如，设定上限，即每年只能报销一部分神经精神门诊费用，这限制了补充医保投保人获得精神心理治疗的机会。因此，在选择补充医保机构投保时一定要仔细阅读合同条款。

其他国家的情况也各有不同。在瑞士，由心理医生或未经正式承认身份的心理治疗师所实施的心理治疗可以得到报销，条件是这些心理治疗是一位医生开具处方决定进行，同时该医生对相关心理治疗承担责任。

在德国，医保仅报销有限次数的心理治疗会面。医保基金首先要审查一份描述患者病情的报告，然后决定是否报销。如果医生出具医学意见证明有必要增加治疗会面次数，就可以提高可得到报销的治疗会面次数上限。

在英国，被纳入卫生体系且由心理医生在协调医生的主导下进行的心理治疗可以得到医保报销。

在美国，各州的规定千差万别，但是某些补充医保机构和商业保险机构会报销心理医生或社会工作者所提供的心理治疗服务。

从以上各国的规定来看，心理治疗能否获得医保报销与其医学适应症和心理治疗师的培训程度有关。强化心理治疗师的资质管理，提高心理治疗师的培训要求，可能会有助于提高公立和私立保险机构对心理治疗费用的报销水平。

缺席心理治疗会面也要付费

心理治疗的诊疗费率一般是通过心理治疗师与患者的口头或书面协议确定的。该协议应明确诊疗费的总额，还要明确没有进行的心理治疗会面是否要付费。该协议一旦确立，患者会处在一个弱势的、被动的位置。他可能不得不被迫接受一些他认为很苛刻的条件，比如他的心理治疗师会使用一些关于金钱象征价值的"治疗"用语来证明某些条款的合理性。患者可以说不，并且拒绝支付他没有到场的治疗会面。如果协议中没有规定此种情形，患者没有任何义务支付这些他没有到场的治疗会面。

在正常情况下，一个医疗行为如果没有发

生就不应收取报酬，更不应写入作为报销凭证的治疗单中。除非心理治疗师和患者达成明确的协议，心理治疗师不能要求患者支付患者没有出席的心理治疗会面。总而言之，为一个没有发生的行为开立治疗单和对这样的行为予以报销都是非法的。

"心理治疗可以深度干预，祛除病根"

> 我做了一次心理治疗想弄明白我为什么会生病。现在我想再做一次心理治疗来弄明白我为什么还没好。
>
> ——一位名叫贝内迪克特的女患者如此说道

精神分析和心理治疗有时是对立的，前者被视为通往深度改变的道路，后者被视为只能带来表面上的改变。前者被认为可以找到病根，后者被认为只能头疼医头脚疼医脚。实际上，它们的此种对立是一个伪命题。大部分心理治疗方法都是为了实现深度改变或者至少为了消除患者的痛苦。处于不同心理治疗阶段的患者所发生的变化程度有浅有深。幻想到达无限深度有时会导致患者进入无穷无尽却又没有任何结果的探究之中。

　　与在理论上区分两种心理治疗方式不直接相关的因素被称为心理治疗的"非特异性因素"。对 20 世纪七八十年代心理治疗结果的研究显示，各种心理治疗方法基本上是有同样效果的，研究留下了诸多对非特异性因素（比如患者、治疗师、患者—治疗师关系以及其他与治疗过程有关的变量）的论述。

　　上述研究揭示出的决定心理治疗成败的特点有：患者对寻求改变的动机和期待、治疗师的心理平衡和治疗师建立可靠治疗关系的能力。患者与治疗师关系的特点当然涉及患者和治疗师两方面，患者在治疗关系中应该感到自信，而治疗师则应该接受患者。

　　研究人员将各种干预因素对患者通过心理治疗所获得的改变的影响程度用百分比进行了量化并得出结论：三分之二的改变要取决于患者的个性。一位患者开始接受心理治疗的事实就明确地意味着他希望获得改变和改善。

心理治疗的改善研究致力于找出共同要素、自发缓解、安慰剂效应和特定技术分别对心理治疗结果的贡献率。美国当代心理医生迈克尔·朗伯特（Michael Lambert）是研究这个问题的主要专家之一，他认为自发缓解率（即未经任何治疗症状就发生缓解的比率）为40%。换言之，40%的改善是未经任何心理治疗也可以实现的。接下来，共同要素的贡献率为30%，安慰剂效应为15%，特定技术也是15%。这些结果再次表明了心理治疗方法本身的从属地位，尽管它们都是严谨的治疗方法。

从时间顺序上看，心理治疗要经过多个阶段：建立治疗关系；对病情定性进行评估；制定治疗计划；实施治疗方法；评价治疗结果。经过上述阶段后，还可能要对新出现的问题进行概念化和评估，如此往复。

同时，在实施心理治疗之前，应该做到：患者有充分的动机，治疗联盟正确建立，最初期的移情和反向移情（即患者对治疗师的投射和治疗师对患者的投射）得到控制，患者的问题得到明确理解，双方之间业已存在确定主要治疗目标的协议。

任何心理治疗都有六个共同要素，它们是心理治疗的"基础要素"。不同心理治疗方法会侧重运用于其中某些要素。

第一个共同要素是治疗关系，内容有：建立治疗联盟、移情和反向移情管理以及"正确的情绪体验"。正确的情绪体验涉及治疗师和患者的关系，这种关系可以修正患者与家人或他看重的人的关系中那些过度的或消极的方面。

强化患者动机，这对鼓舞患者坚持意志十分重要。因为心理治疗取得一些成果后，患者有时会安于现状，不思进取。

个人成效感和自尊感是另外两个共同要素，它们体现着患者实现目标的能力的信心。增加个人成效感和自尊感有助于患者坚定实现治疗目标的意志。他应该相信自己能取得成功，不会失败。因为患者的失败预期是治疗成功和患者实现治疗目的的主要障碍之一。很多研究雄辩地证明：无论实施何种心理治疗方法，增加个人成效感是和患者的改变愿望要素一样最有力的共同要素。

情绪激活程度是在心理治疗过程中个人所感到的情绪的强度。这是另一个需要关注的重要要素，因为情绪激活程度过高或者过低都会阻碍患者的改变。

最后，患者的新行为实践是促进改变的重要要素，因为患者倾向于根据自己的经历来思考而不是相反：其态度的改变可能会带给他对自己的新判断并且会改变他对自我的看法。任何心理治疗都有两个干预层级：提高患者对自我的意识，增加患者的自我观察能力；在治疗会面中和在治疗会面外，通过让患者直面他所担心和所要避免的情景促使患者经历新的体验。

对资深心理治疗师的观察显示，他们逐渐倾向于不再仅限于严格运用他们使用最多的那种单一心理治疗方法，而是开始运用多种干预方法和措施。他们倾向于更多地使用上述共同治疗要素。他们的执业经验告诉他们如何做才能更加有效,什么能够促使患者发生变化和改善。所以,一位精神分析师有时可能会临时性地使用行为认知疗法或系统疗法的手段来进行治疗,反之亦然。

另外,有经验的心理治疗师也能够调整自己对每位患者的态度和治疗风格。某些患者需要更多热情和共情,但是某些患者却只需要治疗师扮演成一个可以投射的中性屏幕,借用米歇尔·福柯的话说,患者只需"租用"治疗师的"耳朵"听他们讲话即可。

一般称之为的"整合"治疗就是使用和结合各种效果已经得到证实的心理治疗手段进行治疗。整合治疗研究的雄心就是要创造一种多模式或兼收并蓄的心理治疗形式。

除了理解患者出现心理或精神障碍的各种原因之外,所有心理治疗方法都有一些特殊的或具有共性的方法帮助患者实现改变。

天下没有不散的宴席

某一天，您决定离开您的心理治疗师，或者他决定离开您，当然，这里的离开不是指中途放弃治疗的那种离开。何时、如何结束心理治疗呢？有时，心理治疗师在时机成熟时会做出判断并向您建议拉长两次治疗会面之间的时间，这表明他认为在您的认可下，治疗目标已经达到了。然而，心理治疗师仍然会凭借技术手段，去关注治疗效果的巩固，会很注意巩固治疗效果，所以会继续关注您的情况以免出现意外……心理治疗师也有可能将您转诊到其他心理治疗师处进行补充治疗。

在我们的执业实践中，有的患者会在结束

治疗几年后找到我们，因为他又碰到了新的困难。

有的接受过精神分析治疗的患者会在生活发生改变时重新接受精神分析治疗。他们或许会去求助另外一位心理治疗师。

通过审视自己和心理治疗师的情况，您自己也可以感觉到该结束心理治疗了。对您而言，最重要的是自己的情况得到了改善。一般而言，您的心理治疗师会尊重您的决定。所以请您不要有歉疚感。

某些患者告诉我们其心理治疗师曾经大力鼓励他们去继续接受心理治疗，否则他们的情况还会变坏。要知道，您自己才是唯一的评判者，而且您始终可以自由地求助于其他心理治疗师。

"不用吃药也能痊愈"

团结就是力量。

——《伊索寓言》，公元前 6 世纪

法国精神科医生亨利·埃伊（Henri Ey, 1900—1977）在他的《精神病学手册》（*Manuel de psychiatrie*, 1960）中曾经这样写道："精神病学找到了其真正的地位，主要的心理治疗方法以治疗技术的形式表现出来，尽管生物学方法依然重要和有效……因为精神病学的精髓、存在的理由、在医学中的新颖性、治疗方法的特殊性，全都体现将理解和修复有益结合的同时用精神去拯救精神的行动中。"他还写道："尽管心理治疗并不总是充分条件，但它总是必要条件。"

这一已有四十余年历史的立场如今是站不住脚的，因为从 20 世纪中叶开始就出现了能够大大促进精神疾病治疗的药物。这些药物使得治愈或至少快速有效减轻患者精神障碍成为可能，而以前包括心理治疗在内的很多治疗方法面对精神障碍都是无能为力的。

在精神或心理疾病治疗领域，大众媒体有时倾向于将心理治疗神圣化和将药物妖魔化，但是这种将它们对立起来的排他性观点是没有根据的。采用心理治疗还是药物治疗是要视每个病例的不同情况而定。对于某些患者，对于某些精神障碍，药物治疗就足够了。但是对于其他的患者和其他精神障碍，情况正好相反，药物治疗是没用的。心理治疗也是如此，因为它也不是放之四海而皆准的治疗方法。

心理机制并不仅仅源于脑部活动，而是源自精神活动和脑部活动。关于精神和人脑之间的互动和关系至今没有令人满意的研究成果。所以，我们既不能简单地认为"仅对人脑开展治疗就可以"，也不能认为仅对精神活动开展治疗就够了。但是，通过精神方法对人脑施加影响和通过改变人脑机能而对精神施加影响是可能的：这也得到了大脑成像法的确证。

对于精神障碍甚至不被归入精神障碍的心理疾病，药物治疗和心理治疗应该是互补的，甚至是可以形成合力的。他们的效果可能会相互叠加，甚至可能获得一加一大于二的治疗效果。在心理治疗中，患者不应被过多地干扰，在病情急性发作时，往往要首先进行药物治疗，然后才有可能进行心理治疗。但是，面对抑郁症等精神障碍，药物的作用是重要但有限的。心理治疗可以用于避免精神障碍复发，并且可能大幅改变精神障碍的长期发展历程。在抑郁症或强迫症等治疗方式已经规范化的疾病中，各种研究显示药物治疗和心理治疗相结合可以获得更好的效果。药物治疗不应被视为治标的、强力的、危险或有害的方法，心理治疗也不应被视为唯一正宗的治疗方法，它们各有优劣。对于某位患者，药物治疗完全可以预防任何复发（例如在两极情感障碍的锂疗法），如果患者没有其他合并障碍，心理治疗就没有

195

任何用处了。反之，面对某些人格障碍，药物治疗的作用就很小，改善患者病情完全依赖心理治疗。因此，应当结合实际条件决定如何适当运用药物治疗和心理治疗。

在法国，只有医生有处方权，心理医生和非医生身份的心理治疗师都没有处方权。因此，心理医生和非医生身份心理治疗师与医生相比更加不便于实施药物治疗。如果心理治疗师不是医生，那开处方就必须另找医生，此时的治疗就可能成为两人共同实施的双重治疗。

在美国的某些州，从 2002 年起，经过 8 年学习的心理医生可开出作用于精神的药物。心理医生们获得这个机会的一个原因是精神科医生那里存在看病难问题。

当患者同时接受药物治疗和心理治疗时，无论治疗是一人施治还是两人共同实施的双重治疗，治疗师都必须向患者解释这两种治疗各自的作用、它们的互补性、协同性以及患者可以从这两种治疗中分别得到什么结果。向患者解释清楚所实施的治疗方式有时比治疗本身更重要。

在双重治疗情况下，要注意患者可能会因两种治疗方式和两位治疗师的存在而形成错误认识。患者对于药物治疗可能产生积极认识："因为生病，我就得吃药；药能减少我的痛苦，能治病。"患者也可能产生消极认识："吃药没用；药物会破坏神经细胞；具有毒性，药可能会导致残疾。"患者对于有处方权的医生也可能产生积极认识："医生接受过长期专业教育，他知道自己在做什么；医生想缓解我的痛苦；他在尽力帮助我；我可以信赖他。"也可能产生消极认识："医生只对疾病感兴趣，对我本人不感兴趣；他并不尽心治疗；他认为心理治疗不能帮助我；他力图阻碍我的自由。"关注患者产生的上述认识有助于在未来的治疗中向患者正确传达药物治疗和心理治疗的作用。

人们不应当把药物治疗和心理治疗看成竞争或排他关系。两者在精神障碍以及其他心理问题的治疗中是相辅相成的，"团结就是力量"。半个世纪以前生物治疗师被限制的时代已经过去了。如今，精神药物有助于有效解除很多患者的痛苦。以心理治疗具有排他性或完全有能力治愈患者为由禁止使用药物治疗的做法已被视为不正常的做法。同样，在大部分情况下，仅用药物治疗也是无法治愈精神障碍的。

一人开药方，一人进行心理治疗

在求助精神科医生进行心理治疗时，患者有两种选择：医生自己开处方进行精神药物治疗，或者医生请他的一位同行进行药物治疗。具体采取哪种方式要视患者的具体情况和哪种心理治疗方式最适合患者而定。同一位精神科医生既开出精神治疗药物又进行心理治疗的情况并不罕见：这也无可厚非，有时甚至对保证心理疾病治疗的整体协调更加有益。

反之，在两位医生或治疗师共同进行的治疗中，他们之间必须形成良好的协调关系，这样既可以避免他们对患者的操纵，又可以避免患者对他们各自角色的错误解读。每位医生或心理治疗师也应该经得住要占主导地位的诱惑。患者应该了解心理治疗和药物治疗两种方式的互补性以及治疗取得进展要得益于这两种治疗方式的组合使用。药物治疗的开药医生不应贬低心理治疗方法，心理治疗师也不应贬低药物效果，他们应该各司其职。

下面两种情况在心理精神疾病治疗中十分常见：在心理治疗过程中，患者状态发生变化，产生了使用药物的需求；或者在急性药物治疗阶段后进行慢性药物治疗阶段，随后逐渐放缓或停止，而此时就可以开始心理治疗了。

"心理治疗就是浪费时间"

唯有时间不会浪费时间。

——儒勒·勒纳尔（Jules Renard），1864—1910 年

就像一位患者所说："跟自己约会永远不会浪费时间。"尽管这是一个关于心理治疗效用主观看法，但是由于某些心理治疗耗时较长，费用较贵，这一主观看法会被心理治疗的客观结果所证实。所有接受心理治疗的人都完全有理由提出心理治疗的效用问题。换句话说，就是我们从心理治疗中可以得到什么？

长期以来，如何对各种心理治疗的效果进行评价始终争议不断，引发了越来越多的专项研究。法国国家健康与医学研究院（Inserm）专门为此撰写了一份研究报

告。在法国国家卫生总局的要求下，该研究院组织进行了一项由多人参与的研究。研究结果于 2004 年以名为《对心理治疗三类方法的评价》（*Psychothérapie, trois approches évaluées*）的报告形式发布。撰写该报告时，研究院选择了两个患者协会作为合作单位：UNAFAM（全国精神疾病患者友人与家庭联盟）和 FNAP-PSY（全国精神疾病患者协会联盟）。该报告的研究内容涉及三类心理治疗方法：精神分析疗法、认知—行为疗法、家庭与夫妻疗法。这些都是最常用和最广为培训的心理治疗方法，所以已有大量关于其疗效的研究文献存在。国家健康与医学研究院的专家研究组中也吸收了上述治疗方法的代表和已有这些方法研究经验的专家。研究过程中，专家们对与这三类心理治疗方法有关的文献进行详细研究，最终得出它们对大部分精神障碍的治疗效果的结论。

就像对任何药物治疗都要进行评价的原则一样，对旨在治愈患者的心理治疗的效果也必须进行评价。如今，在销售某一药品时不对其疗效进行研究是根本不会被接受的，同样，提供被证明无疗效的心理治疗也不会被接受。

对心理治疗方法的评价并不是从昨天才开始的。疗效评价的最早实例之一是 1784 年对奥地利医生弗朗茨·麦斯麦的动物磁气疗法的评价。当时，因为该疗法的疗效引起了很大争议，所以法国国王路易十六指定一个委员会来研究动物磁气疗法。该委员会的成员有 A. 拉瓦锡（Antoine Lavoisier）和本杰明·富兰克林（Benjamin Franklin），他们进行了一些实验，显示了麦斯麦的"磁气"疗法效果与一个简单的暗示效应有关，但是这并不妨碍"麦斯麦疗法"获得巨大成功并且拥有了众多重量级的拥趸者，比如拉法叶特将军、法国王后玛丽—安托瓦奈特和古典作曲家莫扎特。

20 世纪初，精神分析专家们进行了诸多研究工作，其中比较著名的是罗伯特·奈特（Robert Knight）于 1941 年发表的著名研究成果。他的研究对象是 592 名分别在柏林、伦敦和芝加哥接受精神分析治疗的患者和已经接受过至少 6 个月治疗的患者。该研究显示，如果只研究接受过 6 个月以上治疗的患者，被治愈或情况大为改观的患者比例为 56%；如果将 6 个月内终止治疗的患者也算进来，治愈率则只有 30%。

最早的比较研究是伦敦精神病学研究所心理学教授汉斯·艾森克（Hans Eysenck，1916—1997）完成的。他于 1952 年发表了一篇引起轰动的论文。在论文中，他根据 19 篇已经发表的论文，将患者的自发变化、正在接受精神分析治疗的患者的变化以及曾经接受过另一种心理治疗方法治疗的患者的变化进行了比较。在两年时间中，正在接受精神分析治疗的患者的改善率为 44%，而自发改善者的比率为 66%。另外，72% 的住院患者或接受全科医生治疗的患者得到了改善，而接受心理治疗的患者的改善率仅为 64%。艾森克不无挑衅地得出结论：良好改善和心理治疗之间存在着某种反比关系。尽管这一研究在研究思路上为其后的各种研究开辟了道路，但是其研究方法仍然值得商榷。另外，其研究结果也具有某种不实色彩，因为在验证他得出的自发改善率时，其他专家得到的数字仅为30%。后来，很多研究者都为建立更加严谨的方法来评价各种心理治疗方法进行了努力。

到了20世纪70年代，这些研究得出了两个主要结论：没有发现主要心理治疗方法间在疗效上存在巨大差别；主要心理治疗方法一般都比不进行任何心理治疗更加有效一些。

这些结果被概括在"等效悖论"公式中。该公式表明心理治疗所使用的技术与其他因素相比占据着一个不甚重要的地位，这里的其他因素就是在各种治疗方法中都存在的一般因素。在这些因素中，心理治疗师的个性在无论何种心理治疗技术中都是最重要的。

后来，在多国正规心理治疗机构的支持下，研究人员进行了很多关于某种心理治疗方法对某种特定精神障碍的作用，以及心理治疗与药物治疗联合使用的效果的比较研究。渐渐地，就可以确定针对某类精神障碍运用何种药物治疗或何种心理治疗更为合适，至少，这在当前已经成为一个重要的研究方向。

对心理治疗结果的研究也遇到了诸多难以克服的方法论障碍，以至于法国健康与医学研究院（Inserm）报告的结论也被广泛质疑。比如如何精确定性分类被研究的患者和他们的精神障碍？因为在心理治疗过程中，心理治疗师可能偏离他自己宣称要实施的心理治疗方法，或者可能动用了自己的创造力，否则就不是真正的心理治疗了。其他问题还有：是否应该考察症状消失等客观衡量因素或是考察改善率和满意度等主观衡量因素？短期观察得到的结果你能够长期适用吗？如何评判与心理治疗同时进行的药物治疗的作用？如何评估生活变故、家庭环境和社会环境的影响？如何评估治疗关系质量的影响？如何衡量安慰剂效应？

尽管存在如此多的问题和局限，国家健康与医学研究院关于三类心理治疗方法的评价报告仍然值得认真对待，因为它的研究是建立在广泛查阅全球上千份发表文献的基础之上的，而且它在研究中也采取了尽可能严谨的方法。

认知行为疗法的施行者们很久以前就接受了评价的做法，评价甚至在他们的执业中已经占据了核心位置。研究认知行为疗法的论文比研究其他各种心理治疗方法的论文更多。这些论文显示认知行为疗法对治疗多种精神障碍都有良好效果。但是，对人格障碍而言，精神分析法则更加有效。而在预防精神分裂症复发和重新住院治疗方面，家庭疗法就更加有效。

法国国家健康与医学研究院的报告标志着心理治疗发展进入了一个新阶段，心理治疗研究如今业已成为一个蓬勃发展的研究领域，此类研究的主要目的就是确定关键因素，引导治疗实践，探讨如何更好地根据每位患者的情况调整心理治疗方法。

对心理治疗的评价至关重要，因为患者有权知道他们可以从所接受的心理治疗中得到什么。心理治疗评价工作已有 50 余年的历史了。诸多研究显示，在治疗最严重的心理疾病时，将药物治疗和心理治疗结合使用会产生上佳效果。

正如法国国家健康与医学研究院的专家们在其报告的结论中指出："在选择和实施治疗方法时，患者与治疗师之间的特殊关系是一个决定性的因素，向患者提供的信息和对心理治疗师开展的培训都应该以已经确认的科学证据为基础。"

结语

最后，本书给准备进行或正在进行心理治疗的人们归纳一下心理治疗过程的关键之处。

心理治疗师类型的多样性和心理治疗方法流派的多样性证明，在选择治疗师和方法时必须深思熟虑。

在心理治疗方面，如果模仿拉莫奈的文风，我们可以说"自由使人受到压迫，法律使人获得解放"。读者可能都听说过除本书中所介绍的心理治疗方法之外的其他心理疗法，可见，心理治疗是个内容相当丰富的领域。但是需要提醒读者注意一点：有些治疗方法被指认为具有邪教色彩，所以在监测与打击邪教性质活动部际小组（Miviludes）的诸多报告中被点名。该小组的报告所有人均可查阅到。

对于即将接受心理治疗的人而言，唯一的自我保护方法就是要观察向他提供心理治疗服务的治疗师有无治疗心理疾病所必需的知识。诊断患者疾病类型、确定使用何种治疗方法、在治疗中会遇到什么风险和不适，解决这些问题都需要心理治疗师具有训练有素的临床感。

心理治疗培训应由获得承认的正规机构（最好是大学）来进行，而不应由未经正式审核的机构进行。实施心理治疗时心理治疗师应恪守职业道德，敢于对违规行为说不。

各种心理治疗方法虽然一般原则和实施方法不同，但是它们也有共同点：

首先，心理治疗能否成功取决于患者，具体地说就是患者参与改变过程的程度。患者接受心理治疗意味着他承认自己处于痛苦中并且想做"一些事情"去改变现状。这是心理治疗获得成功的首要因素。患者与治疗师的关系则是第二个重要因素。尽管这种关系的一些特征被明确界定，但总体来说，这种关系仍然错综复杂，难以描述。

其次，心理治疗师都不是通才。所以在决定开始心理治疗前不妨多见几位心理治疗师。即使是在最初的几次心理治疗会面后，如果患者觉得治疗联盟并未形成，也可中止治疗。因为最初的几次治疗会面对患者与治疗师建立良好的治疗联盟关系至关重要。

第三，心理治疗前应订立内容明晰的治疗协议。该协议是心理治疗的基础，协议中应确定：整个治疗的时间长度、治疗会面的频率、每次治疗会面的费用、支付方式和治疗目标。最后一点要强调一下，在治疗初期确定治疗目标可以使患者避免对心理治疗有过高期待，也有助于治疗师正确衡量治疗所取得的进展并合理安排未来的治疗工作。

第四，治疗师没有义务保证必定能够达到某种治疗结果，但是所有心理治疗的目的都是促成患者变化。变化是分阶段完成的，治疗师的态度在不同阶段也会发生相应变化。达到治疗目标后，治疗就结束了，但是，治疗目标有可能在治疗过程中发生改变。

百余年间，心理治疗始终处在变化与重组当中。如今，患者更加务实，更加追求快速见效。治疗师也努力根据自己的实践经验改善自己的治疗方法。诸多研究显示，各种心理治疗方法总体上都是有效的，即使有时某些心理治疗方法必须和其他治疗方法特别是药物疗法联合使用。经过研究，一方面，各种心理治疗方法的总体有效性得到证实，另一方面，最近的一些研究更表明：针对某种精神障碍使用某种或某些特定的心理治疗方法会比使用别的心理治疗方法更加有效。

诚然，上述总体性的、统计学上的研究结果具有重要性，但是这些研究结果并不是绝对的。因为它们并没有考虑每种心理治疗方法的独有特点、心理治疗中人际关系会产生的神秘性以及每位治疗师之创造性的必要性。后者可以帮助患者更好地进行心理治疗，去体验这种医患双方联合进行的独特人际体验。

给即将开始心理治疗的人一些建议

求医要深思熟虑，您确定您想接受心理治疗吗？

必要时，您可以向医生咨询治疗方向。

在了解各种心理治疗方法后再做出选择。

约见不同的心理治疗师后再确定人选。

开始心理治疗前，要了解即将给您治疗的人：他/她的身份是精神科医生、心理医生还是心理治疗师，他/她是男是女，是属于公立机构还是私立机构。

您可以直言不讳地询问您的心理治疗师属

213

于哪个心理治疗流派，有何教育背景，采取何种工作方式（面对面式还是长沙发式交谈，沉默型还是对话型，治疗是指令性方式还是非指令性方式等等）。

您要确定心理治疗的条件：时间长度、费用、治疗会面频率、预期治疗疗程。

您要敢于询问诊疗费用的总额和支付方式，如果诊疗费用可以报销的话，那么您还要了解报销比例是多少，如果缺席一次治疗会面是否需要付费。

在几次治疗会面后，您的信心应该已经建立起来了，这时您就可以开始接受心理治疗了。

心理治疗开始后，您可在任何时候暂停或终止治疗。

图书在版编目（CIP）数据

心理治疗／（法）格朗热，（法）雅勒弗尔著；钟震宇译.
—北京：中央编译出版社，2013.7
ISBN 978-7-5117-1661-3

Ⅰ.①心…

Ⅱ.①格… ②雅… ③钟…

Ⅲ.①精神疗法－研究

Ⅳ.①R749.055

中国版本图书馆 CIP 数据核字（2013）第 110040 号

Translation from the French language edition of：
LES PSYCHOTHERAPIES by Bernard GRANGER and Valérie JALFRE
Copyright LE CAVALIER BLEU c/o Cristina Prepelita Chiarasini，Paris
through Divas International for the Chinese translation.

心理治疗

出 版 人	刘明清
出版统筹	薛晓源
策 划 人	西　畴
责任编辑	王忠波　隋　丹
责任印制	尹　珺
出版发行	中央编译出版社
地　　址	北京西城区车公庄大街乙 5 号鸿儒大厦 B 座（100044）
电　　话	（010）52612345（总编室）　（010）52612339（编辑室）
	（010）66161011（团购部）　（010）52612332（网络销售）
	（010）66130345（发行部）　（010）66509618（读者服务部）
网　　址	www.cctphome.com
经　　销	全国新华书店
印　　刷	北京印刷一厂
开　　本	880 毫米×1230 毫米　1/32
字　　数	107 千字
印　　张	7.375
版　　次	2013 年 7 月第 1 版第 1 次印刷
定　　价	36.00 元

本社常年法律顾问：北京市吴栾赵阎律师事务所律师　闫军　梁勤
凡有印装质量问题，本社负责调换。电话:（010）66509618